舌はがしから始める

平井メソッド健康革命

身体の捻れを解き、舌が上がれば、
生命力も、健康寿命もup⤴する!

藤森かよこ著
平井幸祐・秋保良子監修

まえがき

★本書の目的

本書の目的は、福岡市の「七星《ななほし》スパルタ鍼灸院」院長の平井幸祐《ひらいこうすけ》氏の提案を紹介することだ。平井氏は、「地球上で楽《らく》に私たちが生きる方法」を広める活動をしている。

言い換えると、「引力と地球の自転による遠心力の合力《ごうりょく》である重力によって過剰回転して捻《ねじ》れやすい人間の身体を、まっすぐに伸ばして生きる方法」を広める活動をしている。

その提案は、「舌はがし」（「したはがし」とも、「ぜつはがし」とも読む。特に決まっていない。歯科医は「ぜつはがし」と読むことが多い）と「舌上げ」と「咀嚼《そしゃく》と嚥下《えんげ》」と「左右交互片鼻片肺呼吸」と「身体の捻れを解く姿勢と方法」に分けることができる。平井氏の同志の方々や信奉者の方々は、これらの提案をまとめて、いつの頃からか「平井幸祐メソッド」とか「平井メソッド」と呼ぶようになった。それに倣《なら》って本書でもそう呼ぶことにする。

★平井メソッドとは何か！　ここだけは読んでください！

私が、この「平井メソッド」の一端に触れたのは２０１７年だった。私は、２０１１年３月から２０１７年３月末まで広島県福山市に単身赴任していた。福山市では、歯の治療に関して「歯科室むつてっせん」院長の松永心子《まつながしんこ》氏にお世話になっていた。

その心子先生が、「舌はがし」啓蒙活動をしている平井幸祐氏を「歯科室むつてっせん」に招聘《しょうへい》するから、「フジモリさんも舌はがしの施術を受けてみませんか？」と誘ってくださった。舌はがし？？？

で、気楽に受けてみた。64歳のときだった。それがきっかけとなり、私は平井メソッドという「未知なる道」に踏みこむことになった。

平井メソッドは舌はがしから始める。なぜ、舌はがしから始めるのか？

ほとんどの人は舌と下顎《したあご》が癒着しているので、まず舌を下顎からはがすことが必要だ。では、なぜ舌を下顎からはがすことが必要なのか？

人間は肛門から舌にいたる一本の管《くだ》である。その管の先端である舌（舌根《ぜっこん》）がきちんと上口蓋《じょうこうがい》（上顎）をまっすぐ推《お》して（押してではない）いないと、人間は「引力と地球の自転による遠心力の合力《ごうりょく》である重力」に拮抗《きっこう》できない。

ここで、ちょっと小学校の理科のおさらいをします。地球は自転しながら太陽の周りを公転している。地球の自転の速さは秒速約460メートルである。なのに、私たちがその回転を感じないのは、私たちも秒速約460メートルで回転しているからだ。

いつも回転している丸い地球から、私たちが宇宙に放り投げられないのは、なぜか？ それは地球の強い引力のおかげである。地球上にあるものは、みな地球に引っ張られている。地球が私たちに及ぼしている力は、引力以外にもある。地球の回転による遠心力だ。引力と遠心力を合わせた力が重力だ。

地球の引力と遠心力を合わせた重力と地球の回転と、それに伴う地球上の生物の回転の関係については、物理学的には「コリオリの力」という用語で詳しく説明できるものらしい。物理学など、私にはわかりません。物理学的説明はスルーさせていただきます。

ともかく、重力に拮抗するためには、舌（舌根）が上口蓋（上顎）をまっすぐに推進することによって頭（脳）を支えていないといけない。肛門から舌に至る一本の管がしっかりまっすぐに伸びていなければならない。

そうしないと重力に拮抗できずに、人間の身体は過剰回転し、捻《ねじ》れてしまう。肛門から舌に至る一本の管の周囲にある内臓もその他の組織も捻れて捩《よじ》れてしまう。

人間の身体は、過剰回転することによって捻れることがなければ、上に向かって螺旋《らせん》を描くように方向づければ、その身体はまっすぐ伸びていく。そうなれば、内臓もその他の組織もあまり捻れないので、不調も起きない。

だから、舌を下顎からはがして、口蓋（上顎）を常にまっすぐに推進できるように舌を上げることが身体のありようとして基本となる。

また、舌はがしをして舌を上げないと、歯が舌に当たる。上の歯と下の歯があうこと（歯の食いしばり）が起きる。上の歯と下の歯がギシギシと音をたてるほどにあうこと（歯ぎしり）が起きる。上の歯と下の歯は通常は2ミリから5ミリほどの「安静間隙《あんせいかんげき》」と呼ばれる隙間があるのが正常だ。

歯が舌に常に当たっていると舌《ぜつ》ガンになりかねない。歯の食いしばりや歯ぎしりは、無駄に身体に圧力をかける。そうなると、無駄に身体に力が入り、伸びやかになれない。頭痛の原因になる。その他の身体の不調も生み出す。十分な咀嚼ができなくなるし、嚥下障害も起きる。食いしばりの害は大きい。

身体の過剰回転や歯の食いしばりを防ぐことができる舌はがしや舌上げは、意図的に努力してキープする必要がある。舌はすぐに下がるから。

舌が上がっている状態をキープするには、呼吸方法によっても可能になる。その呼吸方法が「左右交互片鼻片肺呼吸法」だ。この呼吸法は、誰でもできるけれども、ちょっと練習が必要になる。しかし、どの呼吸法よりも、身体に酸素を送り、脳にもいっぱい酸素を送ることができる。そうすれば脳も正常に機能する。この呼吸法は、身体から無駄な力を抜き、緩《ゆる》ませる。

ただし、舌はがしにせよ舌上げにせよ、左右交互片鼻片肺呼吸法の実践にせよ、ここまでできれば免許皆伝《めんきょかいでん》とかいう類のものではない。この地球上で生きる限りは死ぬまで意識して実践すべきものだ。

そのためには、日常の姿勢というものに意識的である必要がある。過剰回転による捻れを解く姿勢を知っているほうがいい。

★本書の構成

ということで、本書の構成は以下のようになっている。

第1章では、実際に平井メソッドを体験した5人の方々の言葉を紹介する。

第2章においては、なぜ平井メソッドなる健康法が生まれたのかについて書く。メソッド創始者の平井幸祐氏と、平井氏の最強弟子で最強同志であり、かつ独立した身体研究家でもある秋保良子氏について紹介する。

第3章においては、舌の重要性そのものは従来から歯科医師などによって指摘されてきたが、その根拠についての説明が足らなかったことを指摘する。意外なほどに、舌に関する書籍は多く出版されてきている。しかし、その理由について根本的に考えて説明しているのは、私が知る限り平井氏だけだ。

第4章は、妊婦の方々や乳幼児の養育者の方々にとって必読だ。舌はがしと舌上げは、乳幼児時代の子どもにとって最も効果があるのだから。平井メソッドは、もともとは子どもの健《すこ》やかな成長を促すために考案されたものだからだ。

第5章において、自分でできる舌はがしと舌上げ方法を紹介する。一見難しそうだけれども、テキトーに実践し続けていれば慣れます。章のまとめとして、舌はがしや舌上げの諸効能について、あらためて整理してみた。

第6章においては、舌はがしと舌上げができていてこそ可能な適切な咀嚼と嚥下法について紹介する。せっかく歯があるのにきちんと咀嚼せずに丸飲みしてしまうことが多い。

もったいない、もったいない。適切な咀嚼と嚥下を習慣にすれば、いかに大きな恩恵があることか。

第7章においては、左右交互片鼻片肺呼吸法について紹介する。平井氏によると、この呼吸法を実践できれば、舌は自動的に上がる。脳にも酸素が十分に行き渡る。実は最も大切なのが呼吸法だそうだ。この章は高齢者の方々にとって必読です。

第8章においては、身体の捻れを解く姿勢と方法を紹介する。平井氏や秋保氏は、舌が上がっていないからこそ起きる身体の過剰回転による捻れを解く方法をいろいろ考えてきた。捻れを解くための道具なども手作りしてきた。

この章も、妊婦の方々や乳幼児の養育者の方々にとって非常に有益だと思う。子どもや身体がまだ柔らかい若い人々にとっても実に有益だと思う。

私のような身体の硬い類の高齢者は、なかなか効果が感じられないかもしれないが、じっくり実践して行けば望ましい変化がある。

本書の最後には、平井メソッドを理解し、舌はがしを施術できる歯科医院や鍼灸院や整体院や健康サロンのリストを載せた。また、平井氏が考案した身体の捻れを解く足板や手板（第8章で詳しく述べる）を製作販売している工房も紹介した。

★人間はまだ予備機能しか使っていない

平井氏はこう言う。

「人間って、いまだかつて正常な身体の動かし方をしていないです。間違った使い方ばかりしてきています。まるで予備機能だけで動いているみたいです。予備機能だけで生きていて、ここまで歴史を作ってきたのだから、人間はすごいといえばすごいですよ。ほんとうに人間が正常に身体を使いだしたら、どんな素晴らしい世界が出現することか。80歳くらいになったら健康寿命が尽きて寝たきりになるなんて、本来の人類のポテンシャルを考えたら、ありえないんですよ」と。

どういうわけか、人類は自分の身体の取り扱い方を間違えてきてしまったらしい。正しい身体の取り扱い方は、門外不出《もんがいふしゅつ》の一子相伝《いっしそうでん》的な秘密になってしまってきたらしい。

平井メソッドは、そこそこいい加減に実践しても、ある程度の効果はある。しかも無料だ。平井氏や秋保氏のセミナーを受講するなら、なにがしかの受講料はかかる。あたりまえである。しかし、基本的には自分で実践できる。

★平井メソッド紹介本を私が書いた理由

ところで、医療系や健康産業系にはまったく素人の私がなぜ平井メソッド紹介本を書いたのか。その直接的な理由としては、自分たちは実践活動で忙しく書いている時間がないので代わりに書いてくださいと平井氏や秋保氏に依頼されたということがある。

しかし、一番の理由は、私自身が、２０１７年に平井メソッドに出会い、その内容を少しずつ知るにつれて、また自分なりに実践を続けるにつれて、その効用を感じるようになったからだ。平井メソッドは理にかなっていると思うからだ。

私には、平井メソッドが現行の科学や医学においてどう評価されるのか、説明されるものであるかについて語ることができるほどの専門的知識がない。エビデンスを出せだの、データを出せなど言う人は多いが、そんなものいくらでも捏造《ねつぞう》できるではないか。そういうことを言い立てる人々は、これからも医薬業界やメディアに騙され続けるのであろう。

そもそもが、科学や医学の知見は、ある時代の知識の枠組みの中で、学問的権威とされる人々が提示しているものである。それ以上でもそれ以下でもない。その知見は真理であるかもしれないし、真理ではないかもしれない。事実であるかもしれないし、事実でないかもしれない。科学や医学の知見は常に更新されていく。今日の科学や医学の常識は20年後には迷信になっている（かもしれない）。

私は、非常に猜疑心《さいぎしん》の強い人間である。「常識」とか「良識」というものの多くも、ある時代やある環境における支配的な思い込みでしかないと思っている。時代が変わり、環境が変われば、常識も良識も変わる。

私は、医師や看護師や薬剤師や医療業界の人々から受ける具体的な助言でさえ、「まあ、そういう意見もあるよな」と考える。人間の身体は個人差も大きい。現行の医学界が正しいと提供する標準的医療行為を受けて効果がある人間もいれば、効果がない人間もいる。ややこしい病気ほどそうだろう。

そういう私は、だから「平井メソッド教」の信者にはなり得ない。ですから、読者の方々は、安心してください。本書は平井メソッド紹介本ではあっても、「平井メソッド教」カルト本ではありません。

もともと、私は自分の身体について、ろくに考えたこともなかった人間だ。だからと言って、私が非常に健康な人間であったわけではない。若い頃から身体の不調には常に悩まされてきた。ただ、そういう数々の不調を気にする暇がなかった。今の社会で、少しでも安全な立場を築こうとする競争に勝たずとも負けないためには、いろいろとすべきことは多かったから。

加えて、私は、若い頃から肉体嫌悪の傾向があった。不便で思うようにならない身体など邪魔だと思っていた。人体などサッサとサイボーグ化されればいいと思っていた。脳のデータベース化ができれば、それが自分自身であり、経年劣化する人体など機械で代替可能《だいたいかのう》だと思ってきた。『攻殻機動隊』のヒロインに憧れていた。私という情報さえあればいいのであり、身体は要らないと思ってきた（まあ、かなり先の未来にはそうなっているだろうが）。

そういう人間をして、初めて身体について強く意識させてくれたのが平井メソッドだった。身体という自分の唯一の資本について意識し、正常に機能できるように自分自身をケアすることの意義と責任と面白さを感じさせてくれたのが平井メソッドだった。

そのために、私の読書範囲の中に、身体研究本やセラピー本などが大いに混じるようになった。安保徹《あぼとおる》医師の著作や、野口整体の創始者の野口晴哉《のぐちはるちか》氏の著書や、健昴会《けんぽうかい》・FPM整体体操研究所代表の宮川眞人《みやがわまこと》氏の著作や、さとう式リンパケアの佐藤青児《さとうせいじ》氏の著作など、いろいろと読んできた。

自分の唯一の資本である自分の身体を、どうして私は邪険《じゃけん》に扱ってきたのだろう。もっとも私が仲良くすべきは、誰よりも自分自身の身体であるのに。自分の不細工な身体を直視することから逃げていたのだろうか。それとも、霊肉の二項対立論や、肉体よりは精神が大事であるといった類の精神論に、私自身も毒されていたのだろうか。

★平井メソッドは依存心が根深い人には適していない

本書には、「すべての不調が3日で解決する！」とか、「この方法で一生健康！」とか、「この方法でガンが治る！」とか、そのような安直なことは書いていない。

何にしても、一度や二度の実践で身体の状態が良くなるなどということはない。整体院に行けば、調子は良くなる。しかし数日も過ぎれば元に戻る。そういうものだ。整体院に定期的に通ってはいられない。カネもかかるのだから。

結局は自分で何とかするしかない。自分で何とかするための方法が平井メソッドである。だから、本書は依存心が根深い人間には適していない健康本です。

私は、できうる限り正直に平井メソッドの事実を書いた。根気よく実践を続けないとダメですよ、何事も。

平井メソッドは、優れた健康法であるが、単なる健康法を超えている。平井メソッドを実践すること自体が、自分の身体感覚を鋭くさせるから。自分と身体の関係を考え直させるから。知って実践し始めると、常に思い出して、自分の身体の変化に意識的になれるから。

この意味において、平井メソッドは認識革命と呼べる。身体が捻れっぱなしで、平井メソッドの実践を怠けがちな私にとっては「呪い」に思える時もある。いや、「祝福」と言うべきか。

ともあれ、死ぬまでに、自分の身体と相棒になれて良かった。平井メソッドを独学で構築してきた平井氏に感謝します。平井氏のお弟子さんたちにも感謝します。平井メソッドを知る機会を提供してくださった「歯科室むつてっせん」院長の心子先生に感謝します。

（備考）「舌はがし」は商標登録済みです。

装丁・大谷昌稔
イラスト・さがわかすみ

『舌はがしから始める平井メソッド健康革命』◆目次

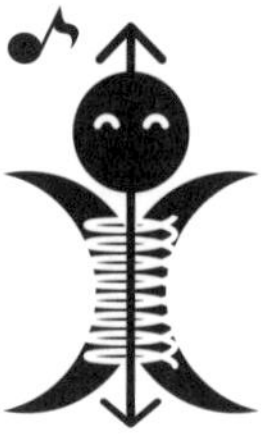

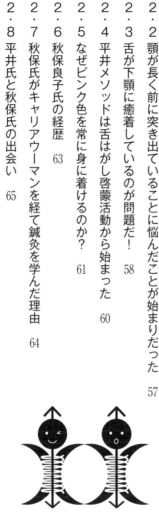

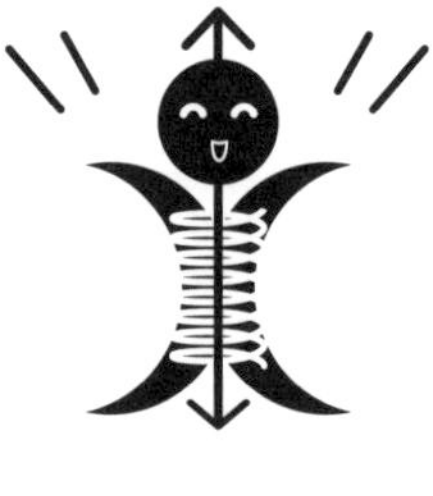

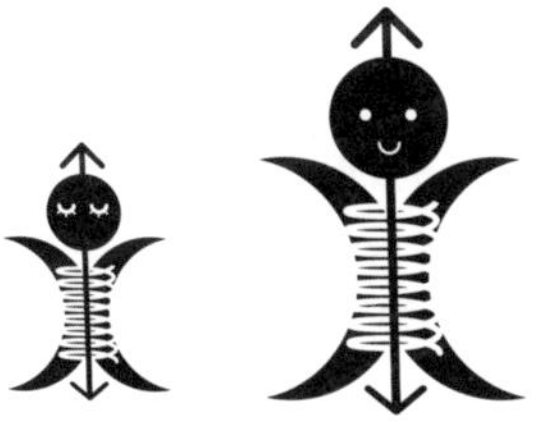

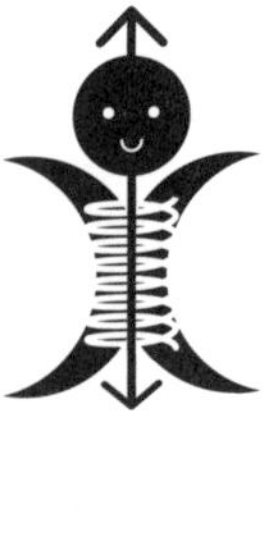

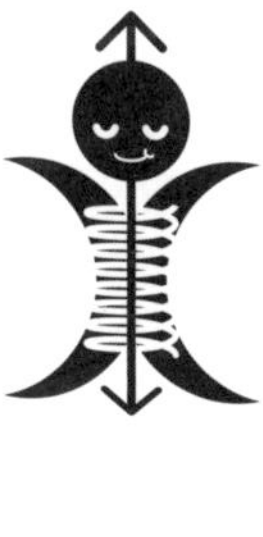

第7章　左右交互片鼻片肺呼吸法のすすめ　189

第8章　身体の捻れを解く姿勢と方法　209

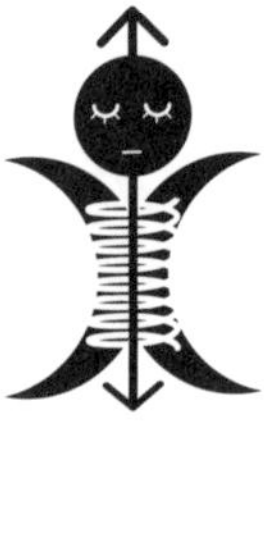

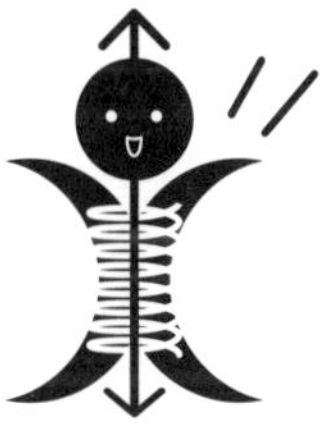

第1章 平井メソッドでこうなった！

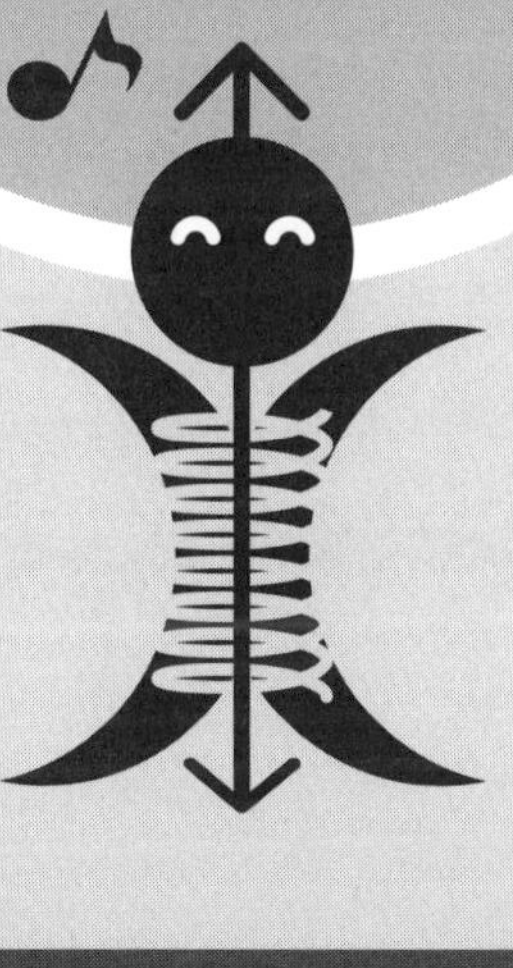

1・1　まずは5人の方々が感じた平井メソッドの効能を列挙

この章の目的は、5人の方々の平井メソッド体験談を紹介することだが、まずは、この方々が感じた効能を列挙する。

読者の方々は、まずは、ご自分が是正したいと思っている点を、以下の効能から手っ取り早く見つけて、カッコ内に記されているセクションを読んでみるといいかもしれません。「足板」とか「脚の3点縛り」とか「左右交互片鼻片肺呼吸」とか「針金ハンガーを頭にかぶる」とかの言葉が出てくるが、今のところは、適当に読み流しておいてください。これらについては第7章や8章で詳しく説明しますから。

言うまでもないが、平井メソッドの効能はこれら以外にも多くあるが、ここでは、とりあえず5人の方々の体験談から抽出します。

私のような猜疑心の強い、身体感覚が超鈍感な、身体の捻れまくった類の高齢者でも、良い効果を感じ生活が変わったのだから、私は断固として、平井メソッドの効果を信じる。私自身の体験談や感じた効果は、本書の他の章で適宜《てきぎ》述べるので、ここでは省いた。

■整体で一時的に治した側湾症《そくわんしょう》が、元に戻らず正常化された（1・2）
■両肩、両腰の位置が同じになり、足の左右の長さも同じになった（1・2）
■不整脈がなくなった（1・2）
■腎臓からタンパクが出なくなった（1・2）
■寝つきが良くなった（1・2）
■アトピーがおさまった（1・2）
■持病の頭痛が消えた（1・2）
■睡眠時間が短くて済むようになった（1・2）
■歯並びが良くなった（1・3）
■歯の食いしばりが消えた（1・3）
■就寝中の心臓の痛みが消えた（1・3）
■運動中に起きていた関節の痛みが消えた（1・3）
■O脚が治り、脚が伸びて、身長が伸びた（1・3）
■ヘラヘラ笑っているだけだった中学生が、舌はがしによってきちんと挨拶できるように

なった（1・3）
■歩行や言語の発達が遅れ気味であった子どもが、舌はがしによって変わった（1・4）
■舌はがしによって、鼻の手術が不要になった（1・4）
■舌はがしによって、股関節の手術が不要になった（1・4）
■舌はがしによって、体温が上昇した（1・4）
■舌はがしによって、乱視が改善された（1・4）
■舌はがしによって、鼻の詰まりが取れ、左右の鼻孔で呼吸ができるようになった（1・4）
■舌はがしによって、ほうれい線が薄くなった（1・4）
■舌はがしによって、滑舌が良くなった（1・4）
■舌はがしによって、声が出やすくなった（1・4）
■舌はがしによって、ビブラートがしやすくなった（1・4）
■舌はがしによって、音幅・音域が広くなった（1・4）
■舌はがしによって、呼吸がしやすくなった（1・4）
■脚の3点縛り（膝上、膝下、足首）をして就寝することによって、脚が細くなった（1・4）
■脚の3点縛りをして就寝することによって、リラックスできるようになった（1・4）

■脚の3点縛りをして就寝することによって、腰が安定し寝返りせずに眠ることができた（1・4）
■足板によって、足首を直角に足裏を板につけて就寝することにより、胃腸の位置が整うことで腹部が柔らかくなった（1・4）
■足板就寝によって、便通が良くなった（1・4）
■足板就寝によって、舌が上がりやすくなり、呼吸がしやすくなった（1・4）
■足板就寝によって、肩の力がぬけて安眠につながった（1・4）
■肩の過剰回転を解くことによって、呼吸がしやすくなった（1・4）
■肩の過剰回転を解くことによって、重かった腕や肩が軽くなった（1・4）
■肩の過剰回転を解くことによって、頭の位置が良くなった（1・4）
■肩の過剰回転を解くことによって、首が楽になった（1・4）
■肩の過剰回転を解くことによって、肋骨《ろっこつ》下部が引き締まり、ウエストがくびれた（1・4）
■舌はがしを受けた赤ちゃんが適切にお乳を吸うことができるようになった（1・5）
■赤ちゃんの就寝時に赤ちゃんの脚を縛ると、身体の捻れが取れるので赤ちゃんは安眠する（1・5）

■ママの産後の骨盤の歪みも脚を縛ることで改善できる（1・5）
■ママが自分の身体の捻れを意識すれば、子どもの身体の捻れにも意識的になれる（1・5）
■妊婦が就寝時に両脚の3点縛りを励行《れいこう》すると、身体の捻れが取れ、そうすれば胎児も捻れず、安産できる（1・6）
■乳幼児の頃から平井メソッドを実践したら、子どものスタイルがとても良くなった（1・6）
■過剰回転による身体の捻れを解くのに針金ハンガーを頭にかぶる方法は効く（1・6）

1・2　青木レイノさんの体験（REINOタロットスクール代表）

平井先生のエピソードで凄いと思ったことは多々ありますが、長女の側湾症を1回の施術で治してくださいました。その衝撃は、忘れ得ない奇跡の出来事として私たち母子に刻まれています。

娘は、当時26歳でしたが、背骨が側湾症で17度。ギブス矯正範囲ギリギリ辺りで日常生活に不便はないものの、走ったり縄跳びをしたりすれば腰痛になるなど故障が時折ありました。

そんな彼女がヨガに興味を持ち、学びを深めていく中で、どう頑張ってもヘッドスタンディング（逆立ち）が難しいと悩んでいました。そんなときに、平井先生の施術を受ける機会に恵まれました。

平井先生によると、長女は、クライアントの中でも重症レベルとのことで初回から七星スペシャルコース2時間をお願いしました。手を大きく回したりして、身体の過剰回転を解く施術を受けました。舌はがしも丁寧に行ってくださいました。

長女本人いわく、平井先生の手が背骨の上にじっと置かれている時に、背骨が動いてるのを感じたそうです。不思議な時間だったと話していました。

側湾症などは、整体で一時的には治ったように見えても、ぶり返してしまいますが、その後平井メソッドを実践することによって、側湾症にならずに済んでいます。

それから、長女は両肩の位置、両腰の位置が同じになり、両脚の長さも同じになりました。平井先生の治療は、状態が酷い人ほどはっきりとわかるように思います。

長女の長年あった背骨の場所は凹んでいて、その少し横の位置に骨が移動していました。こんな風に痛みもなく骨って瞬間移動するものなんでしょうか？　驚愕です。まるでマジックを見るようでした。

長女は、３日ほど背中に違和感があったようですが、１週間でその凹みは馴染んで無くなりました。その直後からヘッドスタンディングが楽にできるようになり、長女は晴れて念願だったヨガ講師になることができました。今はHinako yogaという名称（商標?）で活動しています。

長女は背骨の歪みから心臓が捻れていたそうでさまざまな不調が生じていたそうです。心臓の捻れをとっていただいたおかげで不整脈がなくなりました。

さらに、長女は腎臓のタンパクも出なくなり、浮腫《ふしゅ》が消えました。寝つきの悪さも改善されました。

長女は、アトピーも治まりましたし、今でも状態を維持するために、就寝時には両脚を縛り、足板（第８章で詳しく述べる）をつけて眠ることは欠かさず行っているようです。

私自身も、舌はがしに始まる平井メソッドを実践して、頭痛持ちが治りました。睡眠時間も４時間ほどで済むようになり体力がついたため、今までの３倍仕事ができています。こんなご時世ではありますがおかげ様で大変好調です。

平井先生は後世に残る画期的な発見や開発を昼夜考え続ける発明家であり、科学者であるのが本質のように感じます。

先生がお小さい頃からのすべての経験を使い先生にしか見つけられなかったことを、こうして公になさる時期が訪れたことは、一子相伝と語り継いできた先人のスピリットたちも嬉しく応援しているに違いないと思うのです。

その後、長女は結婚し妊娠したのですが、定期的に平井先生に身体の捻れを治していただいたせいか、２０２４年3月に無事に出産いたしました。破水から2時間の安産でした。つい先日も、平井先生に長女の自宅まで来ていただき、新生児の舌はがしと整体をしていただきました。平井先生には、母子ともども感謝しております。

《青木レイノ氏の後日談追記》

その後、青木レイノ氏は、平井メソッドのセミナーやセッションにできる限り参加するようになった。自然に平井氏の活動の手伝いをするようになった。

平井氏は青木氏に優れた整体師になれる素質を見いだした。青木氏は勘が良く、身長が１８０センチ近くある。その大柄な身体を活かして、力が必要な施術も男性並みにできる。何よりも勉強熱心だ。

青木氏は、２０２４年4月段階で、平井メソッドの「左右交互片鼻片肺呼吸法」講師であり、「捻れ取りまっすぐ整体」に加えて婦人科施術を担当している。「赤ちゃん整体」も実践している。

平井氏が院長の「七星スパルタ鍼灸院」の2階にＲＥＩＮＯルームを持ち、平井メソッドの実践をしている。名古屋は大須に「七星スパルタ整体院」を開いているが、出張が多く、隔月にしか戻ってこないという忙しさだ。

青木氏の素質は、平井氏と懇意の東京都で活躍する「みづほ整骨院　みづほオステオパシー治療院」院長の清水一充《しみずかずみつ》氏にも認められた。

清水氏は、フランスでオステオパシーを学び、クライアントの身体を見て、内臓の状態がわかる。「尿管が捻れているから腰痛が出ている」などとクライアントの身体を一瞥しただけで、問題のある箇所を見抜けるのである。

オステオパシー（osteopathy）とは、筋肉や骨格や内臓臓器やその支持組織（靱帯《じんたい》、間膜等）や頭蓋骨の調整と脳脊髄液の循環やリンパの流れなどを、手技療法によって調整する。クライアントの自然治癒力を活かして身体本来の機能を取り戻す整骨療法である。詳しいことは、「日本オステオパシー連合」の公式サイトをご覧ください（osteopathy.gr.jp）。

青木氏は、清水氏の開催するオステオパシーのセミナーに定期的に参加し勉強し続けている。清水氏は、「これからの時代は男性が婦人科整体をすることに抵抗を感じる人が増えてくると思うので、僕の技術を引き継いでもらいたい」と青木氏に語ったそうである。

青木氏は、霊気やタロットカード占いスクールをオンラインで実施して、多くのタロット占い師の養成をしているが、２０２４年現在は、「平井メソッド」講師兼整体師として、全国各地でセミナーや施術会を開催している。そこに婦人科整体師の勉強が加わり、一層に忙しくなっている。

１・３　岩元星龍さんの体験（目黒スパルタ七星整体院代表）

僕は、生まれる前に知りたかったですよ、平井メソッドを。

僕は、子どもの頃からスポーツ万能だったのですが、やたら怪我することが多かったです。なぜ他の子は怪我をしないのに、僕は怪我をするのか疑問でした。また指の形がまっすぐじゃなかったし、歯並びがグチャグチャでした。歯列矯正しても元に戻ってしまうんです。それから左肩がよくはずれました。

僕は動物が好きなんですが、動物はシンメトリーなのに、人間には左右差がある。これも不思議でした。僕の顔は左右でかなり違っていました。中学生時代はジャニーズ事務所（！）に履歴書と写真を送れと薦められたことがよくあったのですが、僕はハリウッドでアクション俳優になりたかったのです。

なのに、高校1年で身長が１７５センチでストップしたのです。父は身長１８５センチあるし、母は１７４センチなのに。大学卒業後にアメリカのセントラル・フロリダ大学（University of Central Florida）に留学しました。夢を諦めきれず、アクション俳優養成学校にも通いました。でも、結局は、アクション俳優になることは諦めて帰国しました。

帰ってきてからは、故郷の愛知県半田市で整体師をしていました。2年前の25歳の時に、名古屋の栄にある「こもの鍼灸院」の院長先生から面白い方がいると言われて、平井先生とお会いしました。それで舌はがしや舌上げをしていただきました。自分でも実践していたら、いろいろ変化がありました。

まず、平井先生の施術を受けてから、歯並びが良くなったんです。歯列矯正をしても元に戻っていたのに。食いしばりが多くて、左の歯がつぶれかけていたのに、歯の食いしばりが消えました。

就寝中に心臓が痛くなったりしていたのですが、その症状も消えました。あの心臓の痛みの原因は、歯のひどい食いしばりだったようです。歯を食いしばることによって起こる圧力は歯だけではなくて、身体全体に負担をかけるのですが、僕の場合は、心臓にも負担がかかっていたようです。

運動中に痛みを感じた関節も痛くなくなりました。舌が上がって、歯の食いしばりがなくなり、カラダに無駄な力が入らなくなったからのようです。

それから、25歳で身長が2センチも伸びたんです。O脚も治りました。身体をまっすぐにと努力していたら、脚が伸びたみたいです。

舌はがしと舌上げの効果に驚いて、僕は平井先生の弟子になりました。今は、東京の目黒の「七星スパルタ整体院」の代表をしています。平井先生の「七星スパルタ鍼灸院」から「七星」という屋号を使わせていただいています。「のれん分け」と呼ぶんでしょうか？

平井先生や青木レイノ先生とともに、お声がかかると、全国の平井メソッドのセミナーや施術会でも施術させていただいています。それ以外は、目黒の整体院で施術しています。ご興味のある方々はご来院ください。

僕のお客様は妊婦さんやお子さんが多いですが、ある日、まったく話をせずにヘラヘラ笑っているだけの女子中学生さんを連れていらしたお母さんがいました。僕は、まずは舌はがしをしてみました。いつも舌を上顎につけているように、中学生に話しました。

次に、その中学生さんがオフィスに来たときは、ヘラヘラ笑っていなくて、挨拶もきちんとできるようになっていました。舌はがしして舌を上げていると、舌が脳を支えるって平井先生はおっしゃっていましたが、その中学生さんの脳が稼働を始めたのかもしれません。

あ、変な自慢をさせていただきます。大谷翔平選手はものすごくトレーニングするそうですが、僕は大谷選手のプレイをテレビで見ていた時に、このままだと右腕に故障が出るんじゃないかなあと思ったんです。そうしたら、1週間後に大谷選手が右腕の肘に怪我をしたというニュースが出ました。平井メソッドを学ぶことによって、そういうことがわかるようになったんです。

1・4 井出万紀子さんの体験（健康トレーニング整体・セルフケアサロン経営）

3年前、私のサロンに、歩く姿としゃべる言葉の発達が少し遅いように見受けられる4

歳ぐらいのAちゃんとお母さんが来店しました。

平井先生の施術でどのくらい変わるのか？ その頃の私はまったく予想することもなくそっと間近で見守っていました。来店当初、ご機嫌だったAちゃんは施術する番が来ると何かを察したのかグズリだしました。お母さんが宥《なだ》めるのですが、Aちゃんは必至で抵抗します。

そんな緊張の中、淡々と施術が始まりました。平井先生はAちゃんのお口が小さいので苦心しながら、「舌の役目」や「顎が小さい理由」など丁寧に説明をしながら舌はがしをなさいました。

その数分後、舌の癒着が取れたのか、あるときを境目にAちゃんの泣き声がコロッと変わったではありませんか！！！ 年齢相応の声になりました。Aちゃんの滑舌も変わりました！ そのあと捻れていた身体を整えてもらったAちゃんは、詰まっていた物が取れたかのようにスッキリした顔をしていました。

その後、Aちゃんは、お母さんが平井先生の施術を受けている間、始めはふらふらとした横揺れの歩き方でしたが、ドンドンまっすぐ歩けるようになりました。帰る頃には、昇れなかった少し高めの階段を昇ることができるようになりました。これが、ほんの小1時間での出来事です！　その驚きと感動は今も鮮明に覚えています。

それから、別のお客様が雑談の中で息子さんに関する心配事をお話しなさいました。「息子の鼻通りが悪く、病院でもう少ししたら手術しなければいけないと言われました」と。

もう数年前のことなのでその会話内容のことは、はっきりは覚えていませんが、確か「気道を確保するために鼻の骨を削る」とおっしゃっていたと思います。私は、すぐにモニターで鼻の構造をお見せして「鼻の骨を正しい位置に動かすことによって気道が確保できると思います」と説明しました。

その時、改善策・最善策としてまず頭に浮かんだのが平井メソッドの舌はがしです。そこで平井先生が当サロンに来られた時に、そのお客様の息子さんに舌はがしを受けていただきました。

現在、息子さんは当初のトラブルもなくなり、今では平井先生の大ファンです。当サロンの2か月に1度の平井先生の施術会には必ず来てくださっています。もちろん手術する必要はなくなりました。

股関節の手術を、数件の病院で勧められていたお客様がいらしたのですが、私のサロンで、私の捻れとりの施術を受けられた後、その方は股関節の痛みがなくなったのです。私は、そのお客様に、ご自宅での毎日のセルフケアと、両脚の膝上と膝下と足首を紐で縛って就寝するように勧めました。

先日、久しぶりに、そのお客様にお会いしました。「あれから1年経ちますが、股関節も安定してお仕事もできるようになりました」と嬉しい近況を伝えてくださいました。

私自身が、平井メソッドを試みて得た変化について書きます。

まず体温が上がりました。平熱が35・5度から36・5度に上がりました。体温の低さは病気の元だと言われますので、これは嬉しい変化でした。

それから乱視が改善されました。2か月で度数が2度良くなりました。両眼視検査にてプリズム（ガラスなどの透明体の三角柱で、光を屈折・分散させるもの）が左上斜位6度から4度に、内斜位は11度から9度に改善されました。

乱視が改善されたのは、足板を使用して就寝するので身体が安定し、眼の筋肉の捻れが取れやすくなったからだと思います。眼鏡の検査担当者の方も、私の乱視の改善の速さにびっくりしておられました。

舌はがしの方法のひとつですが、私は指で舌の根元のマッサージを励行《れいこう》しました。すると、スゥーっといつもより鼻に空気が通るようになります。私の鼻は左右の鼻孔で、呼吸のしやすさが違ったのですが、その左右差がなくなりました。

それと共に肺の動きも同調したように思います。舌はがしをして左右の鼻孔で呼吸できるようになると、目や頬の動きなど、もっと自由に自然に闊達《かったつ》になりました。

その他に、声楽をしておられるお客様から、いろいろな感想をいただきました。舌はがしで、ほうれい線が気にならなくなった、滑舌が良くなった、声が出やすくなった、ビブラートがしやすくなった、音幅・音域が広くなったとか、呼吸がしやすくなったとか。

紐で脚を縛って寝ることによって、脚が細くなったとか、呼吸がしやすく寝つきが良くなった、リラックスできるようになったとかの感想もいただきました。腰が安定し寝返りせずに眠ることができたという感想もいただきました。

平井メソッドでは、身体の捻れを解くために平井先生が考案なさった足板（私はフットエンドと呼んでいますが）を使って寝ることを推奨していますが、足板を利用したお客さまからも感想をいただきました。

足板によって、足首を直角にして足裏を板につけることにより、胃腸の位置が整うことで腹部が柔らかくなったとか、便通が良くなったとか、舌が上がりやすくなり、呼吸がしやすくなったとか、肩の力が抜けて安眠につながったとか。

脚を縛る紐と足板を使う際のコツを書いておきます。コツがわからないために、脚を縛ることや足板を試していない方々が多いようなので。

仰向けでまっすぐに寝る→脚全体を内側に数回回す→踵《かかと》を押し伸ばす→膝裏を伸ばす→足の指を広げる→うなじを伸ばす→舌を上顎につける→唾を呑み込む→鼻呼吸をゆっくり1回か2回する→膝上、膝下、足首の3箇所を紐で結ぶ→就寝する。

あくまでも、これは私が思うコツですが、試してみてください。

腕を外側に回すことで肩の過剰回転を解くことも大事です。お客様からは、呼吸がしやすくなったとか、重かった腕や肩が軽くなったとか、頭の位置が良くなったとか、首が楽になったという感想をいただきました。なかには、肋骨《ろっこつ》下部が引き締まり、ウエストがくびれたとおっしゃる方もおられます。

1・5 和田貴美恵さんの体験（holistic助産院MOON LODGE運営）

舌はがしの施術を初めて受けた時、衝撃を受けました。そもそも、「舌はがしって何だ？」と想像がつきませんでした。

実際の施術は、痛いし嗚咽《おえつ》します。それに耐えながら施術を受け、鏡を見ると目が見開き、頭がスカっとしていました。舌は自然に上顎にひっついていました。そして立ったときに、勝手に膣が締まる感覚がありました。感動でした。

舌はがしの話を平井先生から教えていただいたとき、看護大学で受けた授業ではまったく聞いたことのない身体の原理に、ただただ驚きでした。身体の歪みと言うけれど、3Dで見ると歪みではなく捻れであること、捻れがすべての病につながること、自然界の万物が右回転で成長していることなどを知りました。

私は助産師ですが、これを聞いた時、「だからお産の時、赤ちゃんはまっすぐ降りてこれないのか」と納得しました。生まれる時、産道から出てくるときに、新生児は小泉門《しょうせんもん》（新生児の左右の頭頂骨と後頭骨の間にある三角形の膜様組織部分。前頭部にある大泉門に比べて小さいのでこの名がある）から出てくると教科書に書いてあります。

でも、そうじゃないのです。私は、実際300人以上の赤ちゃんを取り上げてきましたが、ひとりも小泉門から出てきませんでした。これは、身体が捻れたママから赤ちゃんが産まれるからです。身体がまったく捻れていない妊婦は、ほとんど存在しません。身体が捻れていれば産道も捻れています。赤ちゃんの身体も捻れていて、教科書どおりに小泉門から赤ちゃんは生まれてこないのです。

身体が捻れていることは、産婦人科領域ではどんな影響があるでしょうか？　私なりの観察で考えたことを以下に書きます。

①身体が捻れている女性は、血流や電気的シグナルの伝わりにムラがあるので、妊娠しにくい。

②妊婦の身体が捻れていると、浮腫《ふしゅ》や冷えのマイナートラブルにつながる。

③捻れた身体の捻れた子宮の中で10か月過ごすので、胎児の向き癖がつき、頭の形も丸くはならない。

④捻れて下垂した子宮は糞便の詰まった大腸に近くなる。通常は頭を下に向けた胎児は大腸の冷たさを嫌い、姿勢を変えて頭を上げるので、逆子《さかご》になりやすい。

⑤お産は、捻れた身体の母親の捻れた産道に沿って出てくるので、まっすぐな産道から出るよりも時間がかかり、苦しいお産になる。

⑥捻れた身体の捻れた産道から赤ちゃんを出産するのであるから、妊婦の陣痛（押し出す力）も強くなり、苦しいお産になる。

まだまだありますが、妊婦の身体の捻れは、以上のようなことが起こる原因になっています。

平井先生からは「助産師さんには、産まれてすぐの赤ちゃんに舌はがしをしていただきたい。そうすれば赤ちゃんは舌を使って適切にお乳を吸うことができるし、赤ちゃんの身体の捻れも防ぐことができます」と言われました。

平井先生によると、生まれてすぐの赤ちゃんなら舌はがしをしても泣かないそうですが、生まれてすぐには舌はがしはなかなかできません。舌はがしというものの重要性が知られていませんから、助産師が変なことをしていると、赤ちゃんのママのみならず同僚にまで思われてしまいます。

それでも、私はなるたけ早めに赤ちゃんに舌はがし施術をします。すると赤ちゃんは大泣きします。それを見ているママや家族は心地よくはいられません。つい心配してしまいます。

それならば、妊娠する前の女性がセルフケアとして舌はがしをしていれば、赤ちゃんが舌はがしの施術中に泣いていても、心配になったり不安になったりはしません。

ですから、私は舌はがしを多くの方々に知ってもらいたくて、さまざまな年齢の女性に舌はがし施術をしています。でも、もっとも舌はがしについて知っていただきたいのは妊婦さんです。

舌はがしと脚縛りはセットです。「赤ちゃんが抱っこしていないと寝ない」というお悩みは、どのママからも聞きます。布団に寝かされ泣きじゃくる赤ちゃんの脚をまっすぐにして紐で軽く縛ってみてください。そのまましばらくすると、赤ちゃんはスーっと寝ていきます。ママたちからは、「そんなこと（足をまっすぐにする）をするだけで寝るんですね」とびっくりされます。

赤ちゃんの脚を縛るだけで、赤ちゃんの姿勢がまっすぐになり、身体が捻れず安眠できます。身体が捻れたままで寝ると、赤ちゃんは不快なのです。舌はがしにせよ、脚縛りにせよ、赤ちゃんの身体が捻れることを防ぎますので、赤ちゃんは体調がよく機嫌がよいのです。ママたちからは、とても喜ばれています。

ママの産後の骨盤ケアも脚縛りで改善できます。紐3本でできます。コストパフォーマンスも良いですね。

身体の捻れは、代々継承されがちです。新生児期からあまり泣かないお子さんがいます。身体が捻れ過ぎていて泣けないのです。だから全身の筋力が発達せずに、1歳半を過ぎても歩けないお子さんが増えています。

そのようなお子さんのお母さんは、舌が下がっていて歯の食いしばりがひどいのです。身体の捻れのために、肩こり、腰痛、下肢のむくみ、慢性疲労・アレルギーにも悩まされています。

舌本来の機能を知っているかどうかは、次世代の成長発達を左右します。妊娠前から舌はがしを取り入れる方が増えてもらいたいです。そうして身体をまっすぐにして妊娠してください。胎児期から子どもたちがスムーズに成長発達できるかどうかは、お母さんになる女性の舌はがしにかかっています。

舌はがしから始まるのです。身体の捻れの継承をストップさせていきましょう。妊娠を考えたら、舌はがしを受けてください。

1・6　中嶋朋美さんの体験（主婦、二児の母）

私が平井メソッドについて知ったのは2018年でした。私は36歳で妊娠9か月でした。で、有名な助産師さんの子育てに関する講演会に行ったんです。そこで、平井先生が紹介され、お話をうかがう機会がありました。

平井先生からは、舌はがしや身体の捻れを解く方法以外にも、「垂直に赤ちゃんが産道をスッポンと降りて地上に出ることができるような姿勢でお母さんは産むべきなのに、今は分娩室のベッドに寝て両脚を広げて産む方式なので、赤ちゃんは匍匐前進《ほふくぜんしん》で産道を進まなければならず、時間もかかるので、赤ちゃんもお母さんも苦しい」というお話もうかがいました。

ご自分の産院を運営しておられる助産師さんの中には、赤ちゃんもお母さんも楽な出産方法を実践している方もいます。でも、お産って何が起きるかわからないので、ついつい妊婦さんは設備も揃った病院に入院するんですよ。そうなると、もう平井先生がおっしゃる「赤ちゃんもお母さんも苦しいお産」にならざるをえません。

私は、平井先生のご助言どおりに、妊娠中に胎児に圧力がかからないように、自分の身体をできるだけ捻らせないようにしようと、両脚の3点縛りを就寝時にしました。この3点縛りはやってみるとわかりますが、起床時に身体がスッと動くと言いますか、ああ身体がまっすぐになっているなあと感じます。

長女の出産のときに、破水から10時間近く経っても陣痛が来なくて、平井先生に連絡して御意見をうかがったら、「スクワットでもするといいですよ」と教えてくださいました。

そうしたら無事に長女を出産できました。高齢出産ということで心配していましたが、自然分娩で安産でした。

長女を出産後40日が経過したところで、自宅まで、平井先生にお越しいただいて、親子ともども舌はがしと整体をしていただきました。2か月に1度は、平井先生が名古屋で施術会をなさるので、長女を連れて通います。そのたびに、長女も私も、舌はがしと身体の捻れ取りの施術を受けます。

定期的に平井先生の施術を受け、私も気をつけ、就寝時には脚の3点縛りもする平井メソッドを継続してきたおかげか、長女はすごくスタイルがいいのです。手も脚もスラリと伸びています。背筋もスッと伸びていて姿勢がいいのです。

次女は40歳の時に出産したのですが、私自身も平井メソッドを4年間実践して、身体の捻れを解くことに気をつけていましたので、お腹の中の子どもも楽だったのか、出産は破水から4時間後でした。40歳の時の出産なのに、安産でした。

ただ、次女は鼻が詰まりやすく、これはどこか捻れているんですね。こうなると呼吸も少し辛くて、口呼吸になります。平井先生や秋保先生が名古屋で施術会をなさるときは、必ず出席して、次女の整体もしていただいています。

地球上で生きている限りは、身体は回転していて、過剰回転になりがちなので、これで身体の捻れは解きました！　完成です！　というわけにはいかないので、これからも母子ともども、平井メソッドを実行していこうと思っています。

ところで、あの平井先生の薦める針金ハンガーを頭にかぶせるという方法は、手軽に捻れを解くにはいい方法だと思います。私はよくしています。

（針金ハンガーを使用した捻れを解く方法については、第8章で述べる）

第2章

平井メソッドはいかに生まれたか？その創始者とその最強同志

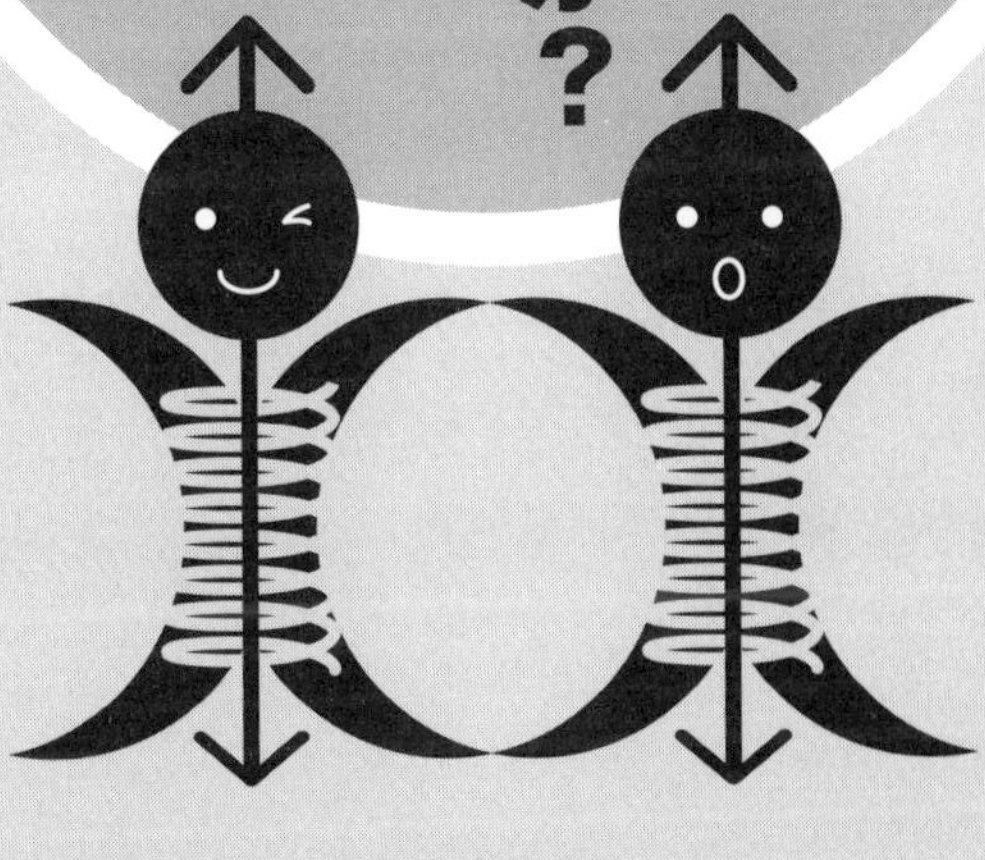

2・1　平井幸祐氏の経歴

平井氏は1970年に福岡県福岡市に生まれた。母方の家は士族で、西南戦争までは熊本県の中部（今の宇城市松橋町《うきまつばせ》）にあった松橋城の城主であった。平井氏の曾曾祖父《そそうそふ》の代の時に西南の役で家が取潰《とりつぶし》にあった。お家断絶だ。

台湾の近代教育の基礎を築いた6人の日本人教育者を「六氏先生《ろくしせんせい》」と台湾では呼ぶが、そのひとりの平井数馬《ひらいかずま》（1879‐1896）は平井氏の曾祖父の弟である。平井数馬は日清戦争後の台湾統治下で抗日ゲリラの襲撃により亡くなった。まだ17歳だった。『西日本新聞』の2020年8月1日の記事によると、2009年に来日した李登輝《りとうき》台湾元総統が、熊本市にある平井数馬の墓に献花した。その縁もあり、平井氏はよく台湾を訪れる。

平井氏は武士の末裔《まつえい》だからということで、5歳から「黒田藩傳武田流合気之術《くろだはんでんたけだりゅうあいきのじゅつ》」を汲む双真合気柔術《そうしんあいきじゅうじゅつ》を学んだ。13歳から「圓心流据物斬剣法《えんしんりゅうすえものぎりけんぽう》」を学んだ。どちらも初代宗家の長澤悦翁《ながさわえつおう》氏に学んだ。さらに母方の祖父から馬術と弓と射撃を学んだので、平井氏は馬術指導もできる。

平井氏は、幼い頃から運動神経抜群だったので、中学卒業後は俳優の千葉真一（1939-2021）が設立したアクション俳優養成所ジャパン・アクション・クラブ（JAC）に入学を希望したが、入学できる年齢に達していなかった。

ならば心身ともに鍛えようと、1985年に神奈川県にある全寮制の陸上自衛隊少年工科学校（4年制）に入学した。在学中に馬術で神奈川県大会入賞もはたした。合気会の合気道も学んだ。

少年工科学校では応用化学を専攻した。少年工科学校は科学全般の基礎を教えるので、自動車工学も学んだ。ロケット弾発射法や火薬処理に爆発物処理まで学んだ。ビルの爆破ができる資格も取った。

1989年少年工科学校卒業後は、ニューヨーク在住の親類の家にホームステイしながら、馬術訓練を受けたり、博物館巡りをしたり、古書店巡りをして武術や古武術の文献を漁《あさ》った。

そのなかの1冊には、武術が強くなる「秘伝」として、「舌を上顎につけること」が書かれてあった。その時点では、その意味が十分にはわからなかったのだが。

帰国後に関西鍼灸短期大学（現関西医療大学）の鍼灸科に入学した。平井氏の親族には医師が多く、平井氏も医療に興味があった。1994年に上海中医薬大学に留学し漢方を学んだ。

帰国後は故郷の福岡市で「七星《ななほし》スパルタ鍼灸院」を開業した。その他にも実家の家業のひとつである不動産業の「株式会社七星」の取締役をしている。

2019年3月までは平井氏は予備自衛官だった。予備自衛官は2種類ある。「即応予備自衛隊員」(1998年平成10年に発足し、1期生は九州から始まった)は年間30日間の訓練を受ける。「予備自衛官」は年間5日間の訓練を受ける。平井氏は、災害救助に派遣される自衛隊員の作業の過酷さをいつも憂慮している。

今の平井氏は、全国あちこちからの講演依頼や実践セミナー依頼に応えて、「舌」の重要性について教え、希望者に舌はがし施術や整体をしながら啓蒙活動をしている。同時に、もともとは鍼灸師なので、美容鍼灸も耳つぼ鍼灸もする。なんと「エステティシャン」の資格も持っている。化粧用パフの使い方など絶妙である。世の中には、何でもできる人がいる。私は、眉がボッサボサだから何とかするべきだと平井氏に言われたことがある。

2・2 顎が長く前に突き出ていることに悩んだことが始まりだった

そもそも、このような平井氏が、なぜに舌はがし啓蒙活動を展開することになったのか。それは、平井氏が10歳頃から反対咬合《はんたいこうごう》に悩んだことがきっかけだった。早熟だ。幼くして美意識が高いと言うべきか。

反対咬合とは、咬み合わせたときに、下の前歯が上の前歯よりも前に出ている状態のことだ。故アントニオ猪木さん型の顎のことだ。

平井氏は、10歳から15歳までワイヤー矯正し、チンキャップ矯正をした。チンキャップとは、その名の通り「チン（chin 顎）」にキャップをする。見た目はヘッドギアに近い。ヘッドギアが上顎骨の成長を抑制するのに対し、チンキャップは下顎骨の成長を抑制する。

そうまでして、1970年代から1980年代にかけて150万円という当時の歯科医療の料金としては法外に多額の費用をかけたのに、顎が長く前に突き出た状態が是正されずに日々が過ぎた。

30歳になった2000年に、平井氏は地元の有名歯科医の発した言葉に啓示を受けた。

その歯科医とは、福岡県那珂川市《なかがわ》の「せき歯科病院」の院長関暁彦《せきあきひこ》氏だった。

関氏は平井氏に「反対咬合が治らないのは舌が下がっているからです。舌が下の歯の裏をグイグイ押しているのですよ。舌を上げれば治ります」と告げた。そして舌を上げる方法を教えてくださった。

2・3 舌が下顎に癒着しているのが問題だ！

平井氏は、関氏の指示した方法を続けた。かなりの改善が見られた。しかし、改善がある程度で止まってしまった。なぜだろうか？

で、自分の指で舌の付け根をさわってみたら、舌が下顎に癒着していた。それで下顎から舌を「はがす」ことを試みたら、舌全体が上顎につき、反対咬合是正に多大な効果があった。

それで、2011年にクライアントの施術後に舌はがしを2か月間試みた。そのときに、平井氏は人間の歯列に同じものはなく、多くの人たちの口腔内には問題が多いと知った。

そんなときに、生後3日の赤ちゃんが乳を吸えないので、どうしたらいいかという相談を受けた。そんな相談を受けるとは、平井氏が地元でいかに信頼を得ている鍼灸師であり整体師であるかわかるというものだ。

普通は、赤ちゃんはすぐに哺乳《ほにゅう》（乳児に乳を与えて飲ませること）に応じることができる。乳を飲めないということはない。ところが、その赤ちゃんの口腔内には乳首をしごく舌が存在しないように見えた。舌が口腔内の奥底に引き下げられ、床《ゆか》のようにカチカチだった。平井氏の言葉を借りれば、「牛タンのクッションフロアが綺麗に張られている」ように舌が下顎に癒着していた。これでは赤ちゃんの舌がお母さんの乳首をしごいて乳を吸えない。

平井氏は指を入れて15分間かけて、じっくりと赤ちゃんの舌と下顎の癒着を取った。舌を下顎からはがした。生まれたばかりの赤ちゃんの口の中は狭くて小さい。こんな作業は、さぞかし注意力と集中力が必要であったろう。何よりも愛情がなければできないことだ。

舌がなければ飲み食いできないのだから、舌を下顎からはがすことができなければ、その赤ちゃんは生存するためにＰＥＧ（Percutaneous Endoscopic Gastrostomy）を受けなければならない。

ＰＥＧというのは経皮内視鏡的胃瘻造設術《けいひないしきょうてきいろうぞうせつじゅつ》のことで、内視鏡を使って「おなかに小さな口」を造る手術のことだ。口から食事のとれない人や、食べてもむせ込んで肺炎などを起こしやすい人に、直接胃に栄養を入れる栄養投与方法だ。一般的には「胃ろう」と呼ばれている。正確には造られたおなかの口を「胃ろう」と言うのだが。

ともかく、15分間の施術を経て、やっと赤ちゃんの舌がはがれた。舌ができた！　それで、赤ちゃんはお母さんの乳首をしごいて乳が飲めるようになった！

平井氏によると、舌が下顎の底に貼りついて動かないという赤ちゃんは、胎児期に子宮が母体からの強力な圧力にさらされた場合に生まれやすい。妊婦と胎児の関係については、第4章で詳しく説明します。お急ぎの方は、第4章からお読みください。

このように、赤ちゃんを含むいろいろなクライアントの状態を観察することによって、平井氏は確信した。舌は、生まれてから短時間の間に舌と下顎の癒着を取り除かないと、正しい嚥下ができないということを。

2・4　平井メソッドは舌はがし啓蒙活動から始まった

これらの体験から、舌はがしから始まる正常な身体の作り方の重要性を広めたいと平井氏は、まずは「舌はがし啓蒙活動」を始めた。ブログや動画でいろいろ発信を始めた。

その後、平井氏は、舌の重要性に関して歯科医に講義を依頼されるようになった。歯科医が開催する研究会に招かれるようになった。それを機会に、平井氏自身も歯科医の研究会に参加して勉強するようになった。

ところで、舌はがしは、乳幼児段階で実践しておくのが望ましい。だから、平井氏は新生児用の舌はがしセミナーの開催に熱心である。と同時に、妊婦や新生児や乳幼児の養育者を対象にしたセミナーも開催している。

平井氏は、セミナー参加者から「センセイは産んでもいないのに、妊婦のことよくわかりますね」と言われる。「これは一種のセクハラだ、男性差別だ」と思いつつ、平井氏は、招聘《しょうへい》されると日本全国を飛び回り啓蒙活動に余念がない。

2・5　なぜピンク色を常に身に着けるのか？

平井氏は、常にピンク色のファッションに身を包み、ピンク色の靴下や靴を履き、ピンク色のリュックやバックを抱えて東奔西走《とうほんせいそう》している。なぜピンクかといえば、施術する乳幼児にピンク色は好まれるからだ。ピンクは幸福や愛情の色だと言われる。乳幼児は素直に幸福や愛情を求めている。

確かに軍服やテロリストのユニフォームにピンクは見たことがない。囚人服はピンクがいいのかもしれない。政治家にせよビジネスマンにせよ、ピンクのスーツを身に着けて会議をすれば、もう少し歩み寄りができるかもしれない。

どこかの駅のホームで、あなたが全身ピンクの衣類を身に着けた年齢不詳の国籍不明の不思議な男性を見かけたら、平井氏かもしれない。そばに、同じくピンク色を身に着けた長身の美しい女性と若いイケメン男性がいるならば、彼女と彼は平井氏のお弟子さんだ。

平井氏は、あるところに優れた整体師がいるとか、鍼灸師がいるとか、カイロプラクターがいるとか耳にすると、すぐにその方々の施術を受ける。教えを受ける。素直な達人は、別の達人に出会うことができる。それで余計に達人になる。世の中は、そういうものだ。

このような平井氏の多忙さのために、本拠地福岡市の「七星スパルタ鍼灸院」のクライアントたちは、平井氏が福岡に帰って来る日を忍耐強く待つ羽目《はめ》となっている。

そうしながら、平井氏は「地球上で楽に生きる」ための正常な身体を手に入れるための思索と観察を重ね続けてきた。その集大成が「平井メソッド」だ。そのメソッドを学ぼうと、平井氏に教えを乞う整体師や鍼灸師も出現し始めた。一番に弟子入りしたのが、秋保《あきほ》良子《りょうこ》氏だった。

2・6　秋保良子氏の経歴

秋保氏は、平井氏の最強の同志であり一番弟子であり、かつ平井氏の「通訳」である。平井氏は長嶋茂雄型の天才肌であり、「カーンと打って、バーと走ればいいよ」式の言語明瞭意味不明の説明をする傾向がある。その平井氏の言葉を理解しやすい日本語に変換するのが秋保氏である。

秋保氏は1977年京都府舞鶴市に生まれた。大阪教育大学で「物質科学」（今は自然科学コース）を専攻した。秋保氏は国立の教育大学に入学したのに、教員免許取得に必要な単位はまったく取らなかった。変な人だ。

大学卒業後は大阪市内の製菓会社に就職した。大学時代の専攻を新製品の研究開発に生かした。「花のキャリアウーマン」だった。しかし、秋保氏は、20代の終わり頃に製菓会社を退職する。

2・7　秋保氏がキャリアウーマンを経て鍼灸を学んだ理由

秋保氏は、製菓会社退職後に大阪市の森ノ宮医療学園鍼灸専門学校に入学する。自分の無力さを感じ限界を感じていた時にある人の話を聞き、「自分の持っているマイナス面をプラスに活《い》かせたら人生面白いかも！」と思ったからだ。人生の転機は突然に来る。

秋保氏がマイナスと感じていたことは、秋保氏のお母様がリウマチによる痛みに苦しんでおられたことと、ご自身の幼い頃からのアトピー性皮膚炎だった。お母様は、秋保氏が大学を卒業する頃までは、看護師として働き続けておられた。秋保氏は「お母さんのように頑張っている女性を応援したい」と考えた。

31歳で専門学校を卒業し、2年間の鍼灸修行をした後に、何のツテもコネもないのに開業した。当然のことながら、なかなかクライアントは来てくれない。

そんな時に、お母様のリンパのガンが発見された。秋保氏は看病のために、半引きこもり状態にならざるをえなくなった。その時間を利用して、いろいろな整体師や鍼灸師のブログなどを読み漁《あさ》った。

2・8　平井氏と秋保氏の出会い

秋保氏は、さまざまな同業者のブログを漁るうちに、福岡市の「七星スパルタ鍼灸院」院長（平井氏）のブログに注目した。そのブログは、腰痛、肩こり、スポーツ疾患、五十肩などの整形外科的な疾患《しっかん》だけでなく、内科的な疾患や婦人科的な疾患など、ありとあらゆる疾患に対する鍼灸による治療実践記録だった。

秋保氏は、鍼灸は、いろんな病気に対してアプローチできると信じている。それは、鍼灸を学ぶ過程で知ったことだ。秋保氏は、鍼灸師をめざした限りは、どんな疾患に対してもアプローチできる鍼灸師になりたいと思っていた。平井氏のブログには、秋保氏が求める情報がいっぱい詰まっていた。秋保氏は、平井氏の10年間分のブログを全部読みきった。

残念ながら、お母様はお亡くなりになったが、ご家族の愛情ある看病とご本人の肯定的な心の持ちようにより、医師に宣告された余命より数年長生きをなさった。秋保氏は悔いのない寄り添いができたと言う。

平井氏にコンタクトをとるうちに、秋保氏は、神戸の歯科医院「りりあ堂」の院長の山下真有美氏が主宰する舌の重要性に関する研究会に出席してみないかと平井氏に勧誘された。それで、２０１６年に秋保氏と平井氏は初めてリアルに会うことになった。

そこから、秋保氏は、平井氏の舌はがし啓蒙活動に参加するようになった。その活動を通して、平井氏の施術に啓発刺激された。秋保氏の鍼灸師や整体師としての才能がより大きく花開くことになった。

２・９　平井氏も秋保氏も超能力者なのか

平井氏と秋保氏は、クライアントに鍼灸をしているときに、鍼《はり》を打った点から煙や風が立つのが見える。竜巻が見えることもある。そこから身体にこもった邪《じゃ》が抜けるのが見える。

クライアントの立ち姿を見るだけで、どこが捻れているかわかる。そのクライアントにどんな施術をするべきかがわかる。

クライアントの顔を見ると、眼圧が高いとか、歯の食いしばりのために顎のどこが変形しているかとか、舌が十分に上がっていないのが理由で鼻が曲がっているとか、頭部をさわりながら血栓《けっせん》がありそうだとかわかる。

平井氏と秋保氏はホラを吹いているのではない。ほんとうに「見える」し「感じる」。整体師としての、鍼灸師としての、このおふたりの会話は、私からすると別世界の異次元である。オカルトじみている。しかし、おふたりにとって、そのように見えたり感じたりすることは、普通のあたりまえのことなのだ。

2・10 秋保氏は妊娠し出産し育児しながら平井メソッドを検証

これらの活動をしながら、秋保氏は会社員の方と結婚し出産した。高齢出産であった秋保氏は、妊娠中は少しでも健《すこ》やかに楽に日々を過ごし、楽にお産がしたいと思った。だから、舌はがしや捻れとりなどの自分の身体のケアに努めた。それが胎児の身体を捻れさせないことに直結するのだから。

お子さんは無事に健《すこ》やかに生まれた。妊娠出産という大労働からの回復を図りながら、秋保氏は、平井氏の赤ちゃんに対する早技《はやわざ》（赤ちゃん整体と平井氏たちは呼ぶ）を、一般の養育者も実践できるように、安全で簡単な方法に落とし込もうと考えるようになった。

乳幼児の養育者ための
舌はがし法を教えるセミナーに参加する
母親、父親、乳幼児たち

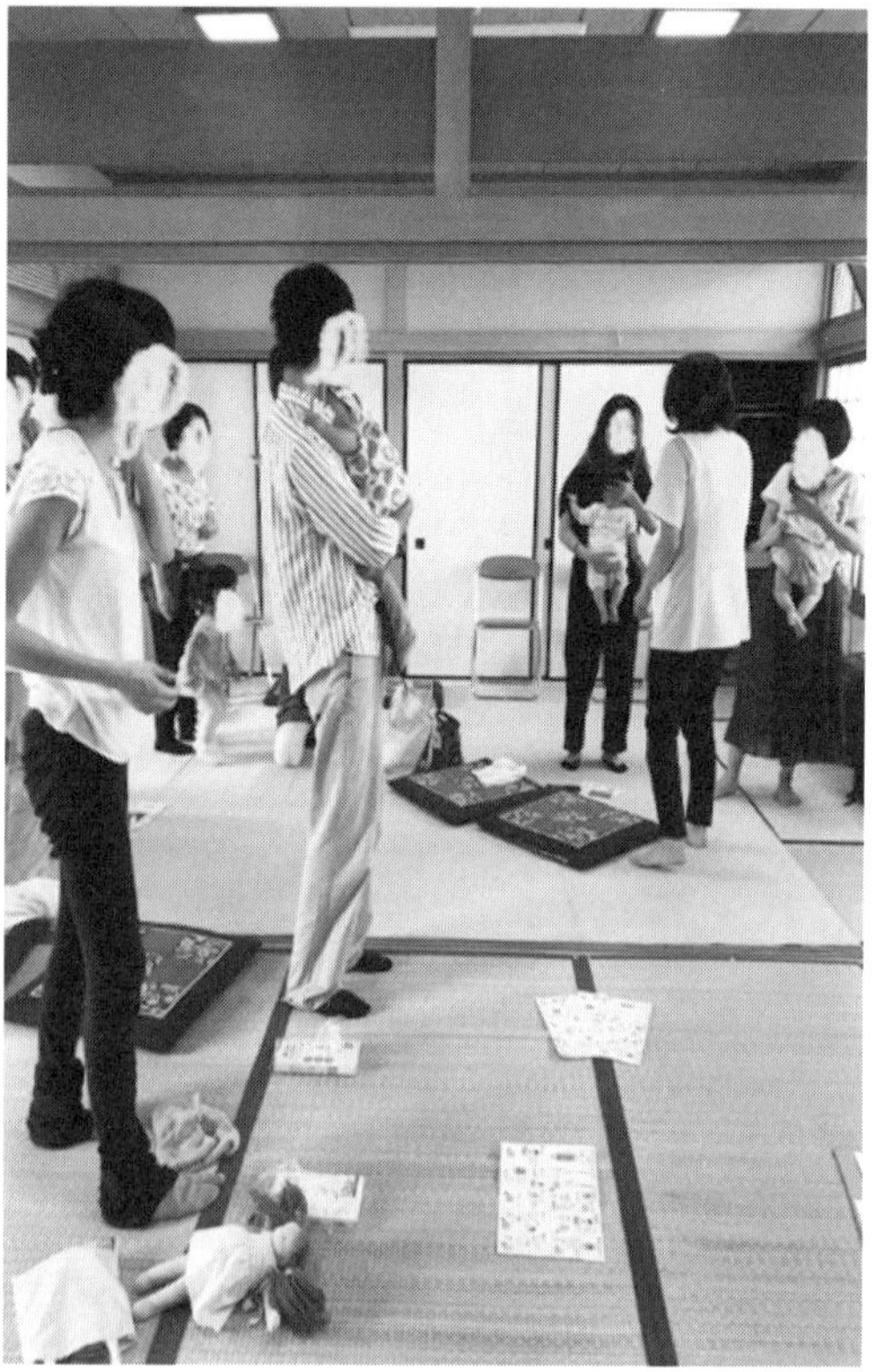

「赤ちゃん整体」とは、母親の胎内で丸くなっていた赤ちゃんが生後まっすぐ成長することを手助けする整体のことだ。後に詳しく言及します。

秋保氏自身、御自分のお子さんに「平井メソッド」を試した。舌はがしや垂直抱き（縦に抱く方法）などを実践した。

秋保氏のお子さんは、推進力を持った舌が脳を支えているからか、伸び伸びと身体がまっすぐで、情緒も安定し、明るく聡明に健康に育っているように見える。私は、本書を書くにあたって、ちゃんと秋保氏のご子息にお会いして（見学観察して？）、その身体のまっすぐぶりと情緒の安定ぶりを確認している。

秋保氏の今の強みは、妊婦としての体験もあるし、出産も経験し、絶賛育児真っ最中であることだ。だから妊婦や乳幼児の養育者の方々に対して語る言葉に説得力がある。

2・11　養育者が平井メソッドを実践することが子どもの成長を育む

秋保氏は、舌はがし啓蒙活動とともに、妊婦対象の体操教室も主宰している。妊婦の身体の捻れを解くことが胎児の健やかな成長を守ることになるから。ひいては、新生児や乳幼児の健やかな成長を育むから。

秋保氏は、乳幼児の養育者のための舌はがし方法などのセミナーも開催している。母親であれ父親であれ、養育者自身が舌はがしの意義を考え実践していないと、子どもに伝えることができない。

私は、そういう秋保氏のセミナーを見学したことが何度もあるが、参加者である養育者の方々は、非常に意識が高く能力が高いようにお見受けした。こういう子どもに育って欲しいから、自分はこう努力するという姿勢を持つ方々だと感じた。

子どもをいろいろ躾《しつ》けようとするが、自分自身を躾けることはしない親は多い。子どもに勉強しろとは言うが、自分はまったく勉強しない親もいる。また、子どもを躾ける責任を果たすのを面倒に思い、子どもの気ままを放置して、子どもが他人に迷惑をかけるのを見て見ぬふりをする親もいる。秋保氏のセミナーに出席する養育者の方々は、そういう類の親ではない。

だから、秋保氏のセミナーに出席する養育者の方々のお子さんは、セミナーに親子で出席している場合でも、奇声を発してギャアギャア騒ぐということがない。明るく陽気ではあるが、わがままを言い張ってヒステリックに泣くこともない。やはり、子どものありようは、親のありようを映す鏡かもしれない。

平井氏に教えを受け、秋保氏の実践に刺激され、ファミリーセラピー講座を主宰する方々も出てきた。奈良県在住の「トトモニのりぷ」主宰者の坂井法子氏も、そのひとりだ。私は、久しぶりにお会いした坂井氏から、「フジモリ先生、頭蓋骨の形が変わりましたね～」と言われた。？？？？

平井氏と秋保氏の活動はじわじわと浸透し、同志の輪を広げつつある。

2・12 発展途上の身体

秋保氏は、平井氏のどんどん更新される洞察や施術を知るたびに、人体の精妙さに驚愕《きょうがく》し感嘆することが多いと言う。正常の反対は異常と捉《とら》えるのが普通であるが、秋保氏は平井氏の「正常な身体の状態」の反対は「発展途上」と捉えている。子どもや周りのお母さんたちと一緒に発展していけたらいいなと思っている。

今の秋保氏は、リウマチもアトピーも舌の機能が発揮されず身体が捻れているところに発生する鬱滞《うったい》が原因の関節の炎症と皮膚の炎症であると考えている。鬱滞とは血流が静脈内に停滞した状態のことだ。秋保氏は舌はがしと、それによる身体の捻れ解きの実践により、自分の身体がよくなっていく過程で、そう考えるようになった。

秋保氏は、次のように語る。

「痛みや辛い症状は体がその人をずっと支えてくれた結果です。胎児の頃からまっすぐ伸ばされたことのないところに、長年の捻れや絡まりが生じた結果です」

「私は頑張ってきてくれた体を労《ねぎら》い、鍼灸で体を弛《ゆる》め、体にまっすぐを体験してもらって捻れをとるきっかけを提供します。そうすると体は捻れをとりシンプルになっていきます。重力や遠心力を活かせるまっすぐな体は本当に楽です。体も心も行動も軽くなっていきます」

「舌はがしと捻れをとるワークをクライアントにお伝えすると、日々実践なさって、私の施術より効果を発揮する人が多く出てこられます。月に1回の施術より毎日どのように体に接するかが大切なのだなぁと感じる瞬間です。一生現役をめざして80歳までは鍼灸師として働きたいし、これから先もこのシンプルで楽しいアプローチをお伝えしていきたいです」

秋保良子氏は、鍼灸師として整体師として創意工夫を惜しまない。「目のお灸」の装置を開発して特許申請中である。目をお灸で温めることは眼精疲労だけでなく、脳の疲労回復に即効性がある。頭部が温まることによって、口腔付近の組織が弛み、舌はがしが効果的にできる利点もある。目のお灸は気持ちがいい。一度試みると、やみつきになる。興味のある方は「あきほ鍼灸院」（https://www.akiho-shinq.com）に連絡してください。

平井幸祐氏のセミナーにせよ、秋保良子氏のそれにせよ、平井メソッドを体験したい方々は、ブログやSNSなどで、開催日程や会場が通知されるので、興味のある読者は、それらをチェックなさってください。

第3章

舌はがしをして舌を上げる！

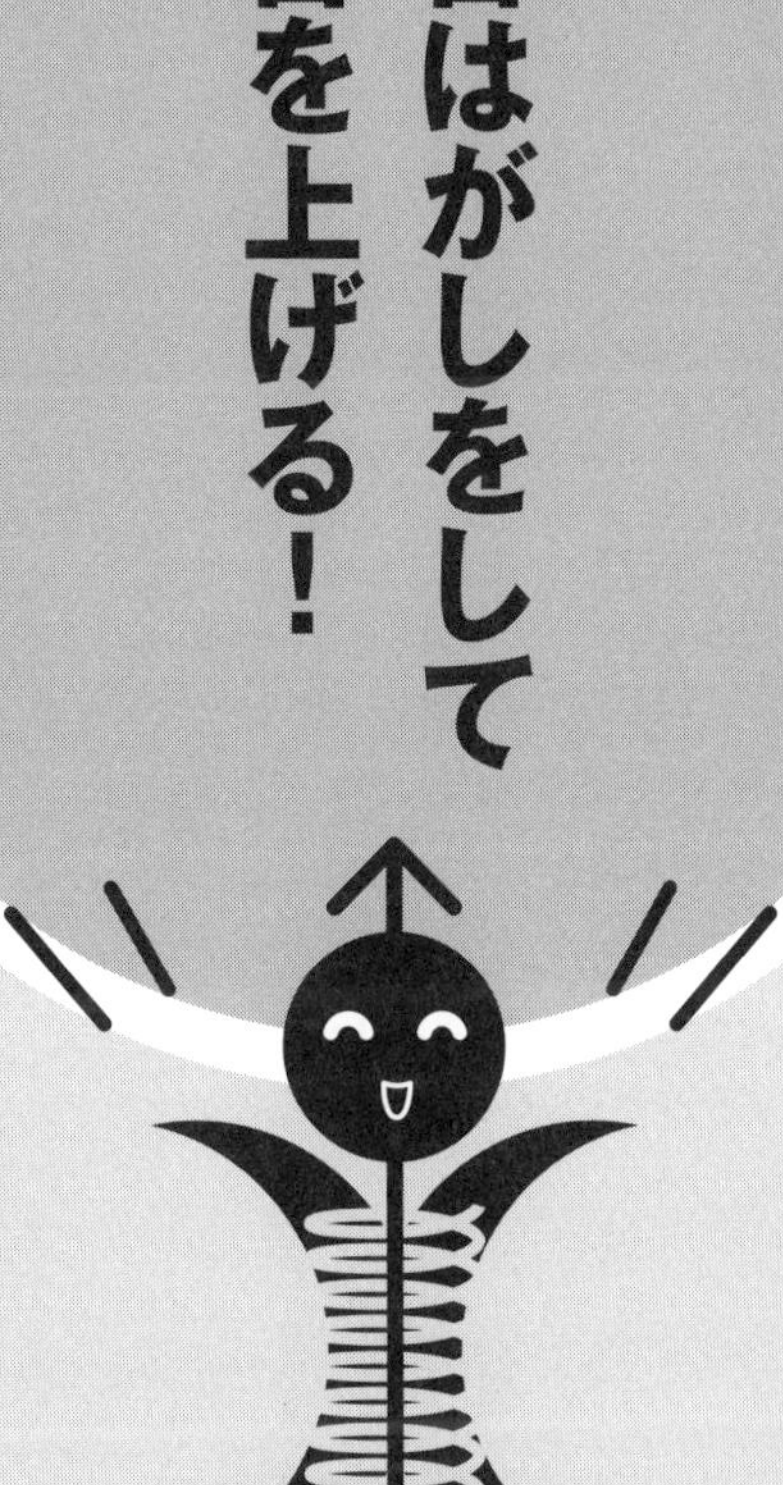

3・1　舌が大事であることは従来から多くの人が指摘してきた

「舌はがし啓蒙活動」を始めたのは平井幸祐氏であるが、舌がいかに重要であるかを説く書籍は、今までにも少なからず出版されてきた。

平井氏自身も、「舌の重要性については洋を問わず古武術の文献などに昔から記述されていたことであり、僕が発見したことではありません」と言っている。

古武術の文献はさておいて、近年の日本において、舌の重要性に特化して書かれたものは一般書でも、私が読んだ限り、少なくとも19冊は出版されている。その中で一番古いものは２００３年に出版されている。

出版年の古いものから順に挙げると、以下のようになる。あくまでも、私が読んだ範囲のリストであるが。

（1）大野《おおの》粛英《としひで》、その他4名著『舌のトレーニング』（わかば出版、２００３）

（2）今井《いまい》一彰《かずあき》『免疫を高めて病気を治す口の体操「あいうべ」――リウマチ、アトピー、

潰瘍性大腸炎にも効いた！』（マキノ出版、２００８）
（３）宗廣素徳《むねひろもとのり》『舌は下ではなく上に――〝舌の吸盤化〟であなたの脳力・人生が開花する！』（文芸社、２０１１）
（４）宗廣素徳『いい姿勢、きれいな歯並び、健康への秘訣――口の状態と姿勢との関係』２０１０年3月30日に Amazon キンドルで出版した学術論文の日本語版（宗廣素徳、２０１２）
（５）山下久明《やましたひさあき》『背すじは伸ばすな！――姿勢・健康・美容の常識を覆す』（光文社、２０１４）
（６）山下久明『美容に健康に効果絶大ゼッダイエット』電子ブック（にしきデンタルオフィス、２０１４）
（７）平野浩彦《ひらのひろひこ》『フレイルの専門家が教える 舌を鍛えると長生きできる！』（ＰＨＰ、２０１８）
（８）篠原さなえ『声がよくなる「舌力」のつくり方――声のプロが教える正しい「舌の強化法」』（講談社、２０１８）
（９）安藤正之《あんどうまさゆき》『人は口から死んでいく』（自由国民社、２０１８）

（10）菊谷武《きくたにたけし》『あなたの老いは舌から始まる――今日からできる口の中のケアのすべて』（ＮＨＫ出版、２０１８）
（11）今井一彰『免疫力を上げ自律神経を整える舌《べろ》トレ』（かんき出版、２０１９）
（12）安藤正之『原因不明の体の不調は「舌ストレス」だった――咬み合わせ治療の名医が語る「舌」と「歯」と「健康」』（かさひの文庫、２０１９）
（13）古舘健《ふるだてけん》『口がきれいだと健康で長生きできる――万病・突然死を遠ざける近道』（ＫＡＤＯＫＡＷＡ、２０１９）
（14）堀田修《ほったおさむ》『自律神経を整えたいなら上咽頭を鍛えなさい』（世界文化社、２０２０）
（15）江口康久万《やすくま》『健康のすべては「歯」と「口」から始まる』（扶桑社、２０２０）
（16）落合邦康《おちあいくにやす》『人は口から老い口で逝く――認知症も肺炎も口腔から』（日本プラニングセンター、２０２１）
（17）森昭《もりあきら》『口の中から甦れ！』（日本橋出版、２０２１）
（18）元島道信《もとしまみちのぶ》『舌圧トレーニングで免疫力が上がる！健康になる！』（主婦の友社、２０２１）
（19）石塚ひろみ『舌はがし健康法――姿勢・呼吸・睡眠は「舌の位置」で劇的に変わる』

（晶文社、２０２２）

これらの書籍の中で、もっともよく知られているのは、福岡市の「みらいクリニック」院長である今井一彰氏の『免疫を高めて病気を治す口の体操「あいうべ」――リウマチ、アトピー、潰瘍性大腸炎にも効いた！』だと、私は思う。

「あいうべ体操」は、多くの歯科医が推薦する舌の運動だ。(13)の『口がきれいだと健康で長生きできる』の著者の口腔外科医の古舘健氏も推奨している。「あいうべ体操」は、多くの小学校でも採用されている。

大きく口を開いて、ゆっくり「あい」と発声し、「う」は唇をきちんとすぼめて発声し、「べ」は舌をぐいと外に出す運動だ。毎日この発声運動を20回繰り返すように、私も歯科衛生士の方に言われたことがある。

3・2 なぜか2018年以降に多く出版されている舌に関する本

これらの舌の重要性を説いた書籍の多くは、２０１８年以降に多く出版されている。この現象には、歯科医専門雑誌の『アポロニア21』2017年11月号（日本歯科新聞社、2017）において「舌剝がし［原文のまま］で呼吸、発語、摂食嚥下、姿勢を整える」という特集が組まれたことが、少なからず影響しているのではないかと、私は勝手に推測している。

その特集では、舌はがし実践の重要性が説明されていた。本書の「まえがき」で言及した広島県福山市の「歯科室むつてっせん」院長の松永心子氏や埼玉県草加市の「オウル歯科」院長で、前述の『舌はがし健康法』の著者の石塚ひろみ氏とともに、舌はがし施術の創案者の平井氏が紹介されていた。

実際のところは、舌の重要性について書かれたものは、紙媒体で書籍化されていなくても電子ブックになっているものを含めたら、もっと多いだろう。しかし、本書の目的は、舌に関する重要性を書いた書籍の紹介が目的ではない。ここで全部を網羅《もうら》することはできない。ここで言及することができなかった書籍の著者の方々には申し訳なく思います。

3・3 YouTubeにも舌の重要性に関する動画はいっぱい

電子ブックを含めた書籍以外にも、動画で、舌の重要性を伝え発信している YouTuber も多い。ほとんどが歯科医の方々である。「さとう式リンパケア」で知られる佐藤青児《さとうせいじ》氏も、そのひとりである。

佐藤氏は、舌位《ぜつい》を上げることと、舌の後方上位＝舌根部《ぜっこんぶ》が口蓋垂《こうがいすい》（喉ちんこ）に触れる状態をキープできるように舌力を鍛えることによって、滑舌《かつぜつ》や脳機能や身体能力、心機能、姿勢、成績、歯並び、見た目、二重顎の改善が見込めると述べている。

前述の篠原さなえ氏によって書かれた『声がよくなる「舌力」のつくり方 ―― 声のプロが教える正しい「舌の強化法」』は、佐藤氏の YouTube 動画によって私は教えられた。

さらに、佐藤氏は、舌位を整える体操として、大きく口を開けて「あによ」と発音し、最後に舌をあっかんべえと出す「あによべ」体操を10回繰り返すことを1セットとし、それを毎日3セットは実行することを推奨している。

今井一彰氏の「あいうべ体操」ではなく、なぜ「あによべ体操」なのか？「い」と「う」を発音すると、どうしても歯の食いしばりが発生しやすいので、かわりに「あによべ」がいいと佐藤氏は考えている。興味のある方々は、佐藤氏が配信する動画をご覧ください。

3・4 石塚ひろみ著『舌はがし健康法』は必読書

このセクションでは、2022年秋に、石塚ひろみ氏によって発表された『舌はがし健康法』（晶文社）を紹介したい。石塚氏は、平井氏や秋保氏と協力して、早くから舌はがしの実践に尽力してきた歯科医のひとりだ。だから、『舌はがし健康法』は、従来出版されてきたところの舌の重要性に関して書かれたどの本よりも、舌はがしの意義と、その方法と、舌はがしによる効果の記述に関して、もっとも平井氏や秋保氏の思考に近い。

とりあえず、舌はがしについて知りたい方には、石塚ひろみ氏の『舌はがし健康法』を読むことを、私は強くお薦めする。

石塚氏は、食べたり飲んだり話すことだけではすまない舌の重要な機能についても多く言及している。姿勢の維持に欠かせない舌の大きな機能についても言及している。

たとえば、『舌はがし健康法』のプロローグにおいて、石塚氏は次のように指摘している。姿勢というものは、「重力に抗ってバランスをとっているときの体のありよう」であると。重力に負け重たい頭を支える姿勢が崩れると、「硬くなる筋肉」と「弱くなる筋肉」ができて、それらが相互に影響し合い、姿勢悪化の悪循環を招き「上位交差性症候群」となり、肩こりや頭痛、嚥下障害に悩むことになると。

また「首の前が弱り、首の後ろがつまって硬くなるので、あごが前に落ち、頭を上げるのが難しく、肩につながる腕も上がりにくくなる」（19－20頁）と。

さらに、石塚氏は次のように言う。「なぜ重力に負けてしまうのか？　それは年齢だけが原因ではありません。舌、です」（22頁）と。「舌はちょうど脊柱《せきちゅう》の最上部の前にあり、その上は頭蓋骨です。本来なら頭を押し上げ、安定させる役割を担う『抗重力筋』。ところが舌が下がっていると、それができません」（22頁）と。

さらに、石塚氏は、舌が下がっていると、「頭部が不安定になり、5、6kgもある重い頭を支えることができなくなると、首が前に傾斜し、バランスを取ろうとして歯を食いしばり、体の軸は後方にぶれ、腕や腹が前に出て、腰が引け、膝が出て、がに股・扁平足になります」（22頁）と述べている。

つまり、舌が下がっていると、頭を押し上げて安定させる抗重力筋が機能しないのだ。さらに、下腹が突き出た中年デブ体形やO脚も、舌が下がっていることが原因なのだ。

ああ、そのことが、私が小学生時代に一般的常識であってくれていたのならば！　せめてこの『舌はがし健康法』が私の青春時代の1970年代に出版され、読む機会を持てていたのならば！

ならば、私の人生ももう少し明るいものだったかもしれない。私は、子どもの頃からO脚に悩み、子どもの頃から下腹の突き出た体形だ。日本でも外国でも、妊婦と間違えられて、多くの方々が私に席を譲ってくださった（ありがたく妊婦のふりして腰掛けさせていただいたが）。それもこれも、低位舌だったので、身体が重力に負けていたから起きた現象だったのだ！

3・5　低位舌は認知症になりやすく不細工にもなりやすい？

さらに、石塚氏は次のようにも述べている。「まず、舌が口蓋を押し上げていると、その上にある脳が水平に保たれ、良い刺激を受けるのですが、舌が落ちているとそれが少なくなります。私は、この脳へのよい刺激は重要で、長生きをすれば誰でもなる可能性がある『認知症』の症状の予防や改善効果も期待して、診療室で取り組んでいます」（27‐28頁）と。

認知症になりたくないのならば、まずは舌はがしして舌を上げる！

石塚氏は、舌が上がっていないことから生まれる口呼吸の弊害にも言及されている。口呼吸の弊害については、すでにかなり知られている。にもかかわらず、石塚氏は歯科の臨床を通じて、口呼吸の人はますます増えていると感じている。

石塚氏の観察では、新型コロナ蔓延の数年間で、口呼吸はさらに増えた。外出自粛のために他人と話したり歌ったりする機会が減り、口の周囲や舌の筋肉が硬くなり弱り、舌が下がる「低位舌」が増えているからではないかと、石塚氏は推量している。低位舌こそ口呼吸の原因だ。

「人が鼻呼吸を覚えるのは赤ちゃんのとき。口でおっぱいを吸い、食道へ送りながら、鼻で呼吸して覚えます。おっぱいを吸っている時、赤ちゃんの舌は上がり、口蓋と舌で乳首をぎゅっととらえて飲むのです。おかげで効率よくおっぱいを飲むことができ、鼻呼吸やあごの発達が促されます。赤ちゃんがおっぱいを卒業する頃、呼吸（鼻呼吸→気道）と食事（嚥下→食道）は交差点（喉頭蓋）で切り替えられるしくみができあがります」（47頁）。

しかし、赤ちゃん時代に養育者の努力によって舌を上げることができても、鼻呼吸を習慣化できても、ほんのちょっとしたことで舌は簡単に下がってしまう。舌の筋肉は弱くなる。

すると、無意識のうちに口が半開きになり、口呼吸になる。「特にうつむいてスマートフォンを操作しているときなど、気道が狭くなりやすい」（50頁）ので、口がうっすら開いてしまい、口呼吸になってしまう。

口呼吸は下唇を開けてするので、下唇だけ使い、下唇が厚ぼったくなる。口の形が不平顔のへの字になる（51頁）。

口呼吸をして口をポカンと開けていると、口の周りの筋肉（口輪筋）がゆるみ、口もとがモコっとなりやすくなる。締まらない顔つきになる。

舌が下がって歯を押すと、歯並びに悪い影響が出る。反対咬合になる。これは、子ども時代や青春時代の平井氏が悩んだことであったことは前述した。

唇が荒れやすいのも口呼吸のせい。口呼吸は口腔内を乾燥させてしまう。その影響で唇もカサカサになる。

前歯の着色が歯磨きをしても落ちないのは、口を閉じていないのでお茶やコーヒーが乾燥したまま前歯に残るから（52頁）。起床した時、喉が乾燥して違和感があるのも口呼吸のせい（53頁）。口の中がねばつく感じがするのも、口臭があるのも、口が乾くのも口呼吸のせい（54頁）。老後に嚥下障害の原因になる早食いや丸飲みが多いのも口呼吸のせい

（58頁）。

このように、口呼吸にはいいことは何もない。そんな口呼吸は、舌が下がっているから起きる。舌と下顎の癒着を取るための舌はがしがされず、舌が上口蓋に上がっていないから起きる。

石塚ひろみ氏の『舌はがし健康法』の内容は実に有益だ。歯と舌にまつわる諸問題に関する患者さんたちからの相談への回答集も収録されている。本書と共に、是非とも石塚ひろみ氏の『舌はがし健康法』を読んでいただきたい。

3・6 人間は肛門から舌に至る一本の管《くだ》

すでに「まえがき」で書いたが、本章の以後のセクションでは、舌をはがし、舌を上げ、舌が脳を常に推《お》して（押してではない）いる状態をキープすることが、なぜに決定的に人間には必要なのか、さらにしつこく書く。大事なことは何度でも読むべきだ。ゆっくりとじっくりとお読みください。長いです。でも面白いですよ（と思う）。

約10億年前に多細胞生物が地球上に登場した。なぜか？　わからない。おそらく、創造主が寂しくて退屈だったのでしょう。

初期の多細胞生物は、飲み物や餌《えさ》の入り口（口）と腸（消化器官）と出口（肛門）だけで構成された「腔腸《こうちょう》動物」だった。ここから、魚類、両生類、爬虫類《はちゅうるい》、鳥類、ほ乳類、人類が誕生した（というのが今のところの通説）。

腸は動物の進化の過程で最初にできる臓器である。脳も肝臓も腎臓も胃も肺も心臓も、腸の派生物だ。だから腸が健康ならば大丈夫であり、腸は第2の脳どころか第1の脳であると伝える書籍は、日本でもいろいろ出版されてきている。

ともかく、まず盲嚢状《もうのうじょう》（一端が閉じている管の総称）の原口《げんこう》と原腸ができる。そのあとに反対側に開口部が生じて消化管（腸）となる。

この開口部が口になるものを「旧口《きゅうこう》動物」と呼ぶ。原口《げんこう》動物とか先口《せんこう》動物とも呼ぶ。開口部が肛門になるものを「新口《しんこう》動物」と呼ぶ。人類は新口動物である。私たち人類は、腸の次に肛門ができた生き物なんですねえ。

さらに細胞分裂して成長すると、肛門から管が伸び、その先端が舌になる。腸の後ろ側（背側）に脊髄《せきずい》の原型ができる。その脊髄の原型の先端が膨らんで脳になる。この脳を支えるのが舌である。舌は肛門から伸びた管の先端であり、脳を支える「つっかえ棒」だ。

要するに、人間は肛門から舌を結ぶ一本の管《くだ》なのだ。この管の先端にある舌がフラフラしていると、脳をしっかり支えることができない。肛門から舌を結ぶ管がピシッとしていないと、管の周囲にできあがる内臓もグラグラと捻れる。骨や筋肉や血管や神経などの他の組織も捻れる。だから、舌が脳を支えることができるように、舌が上顎（上口蓋）を常に推している状態が必要不可欠となる。

3・7 映画『キングコング 髑髏《どくろ》島の巨神』のコングの勝利の理由

言うまでもなく、人間だけが「肛門と舌を結ぶ一本の管」ではない。２０１７年発表のアメリカ映画『キングコング 髑髏《どくろ》島の巨神』（*Kong: Skull Island*）において、最強の怪獣が長い舌をキングコングの腕に巻きつけてキングコングの攻撃を制する場面があった。危うしキングコング！ 絶体絶命キングコング！

その瞬間、キングコングは怪獣の舌を思いっきりグイグイと引っ張った。引っ張られて出てきたのは長い一本の管であった。その管を引っこ抜かれたときに敵の怪獣は倒れ死んだ。

キングコングは舌と肛門までの管を引っこ抜けば、怪獣を倒せると知っていたのだ。その怪獣がいかに狂暴であろうと、怪獣は肛門から舌までの一本の管でしかないと知っていたからだ。

だから舌を切断するのは致命的なのだ。切られた舌が喉に落ちて窒息するということもあるが、身体を貫く管の先端の舌が切断されれば、脳を支え、内臓を支えるつっかえ棒がなくなるのだから。

第2章で登場した神戸市の歯科医院「りりあ堂」院長の山下真有美氏は、「アメリカで解剖実習をしたときに遺体の舌を引っ張ったら、肛門がキコキコ動いた。舌と肛門はつながっていると納得した」とYouTubeで話しておられた。

やはり、肛門と舌はつながっている。人間の身体は肛門から舌へと至る一本の管なのだ。まずは、このイメージをしっかり保持してください。

3・8 内臓も皮膚も筋肉も血管も神経も骨も捻れやすい

「まえがき」で述べたことの繰り返しになるが、地球上の事物が受ける力は重力と呼ばれる。重力とは、地球の引力と地球の自転によって起こる遠心力を合わせたものだ。地球上に存在するものは地球の引力で引っ張られると同時に、地球の回転（自転と公転）によって生じる遠心力にも翻弄されている。

もちろん、私たちは自分の身体が常に回転しているとは実感できないし、過剰回転によって内臓が捻れているとも実感できない。でも実際には、私たちは、回転しながら1秒間460メートルも移動しているらしい。

地球の回転により地球上に生きる植物も人間も常に回転している。この運動は上から見ると左回りに見えるが、下から見ると、上に向かって右回りに回転し、螺旋《らせん》を描いている。ほら、頭のてっぺんに「つむじ」があるでしょう。あの「つむじ」は、私たちの身体が螺旋を描きながら成長してきたことの証《あかし》です。

固定電話機のコードのように柔らかいものは捻れやすい。回転し過ぎると絡《から》まる。その絡まりをほどくのには時間がかかる。人間の身体も同じだ。この地球の引力と地球の回転によって起こる遠心力を合わせた重力にさらされている人間の身体は、過剰回転しやすい。その過剰回転によって人間の内臓には圧力がかかる。それで捻れる。

内臓以外の身体の組織にも圧力がかかる。皮膚や筋肉や血管や神経や骨も捻れる。すると姿勢も捻れる。関節の可動域が縮小する。そうなると痛くなる。

たとえば、脳の神経が捻れると、思考や感情に悪影響が出る。「頭がこんぐらかっちゃって、わからない」という表現が、かつてよく使われた。「クルクルパー」というのもそうだ。脳の神経がクルクルと捻れて絡まっているので、脳が機能しないという意味だ。これらは、身体の過剰回転により脳の配線（神経）が捻れ絡まり、思考がクリアにならないということを示す秀逸《しゅういつ》な表現だ。

3・9　舌の推進力こそが重力に拮抗する

重力下で生きるヒトの身体が過剰回転して捻れやすいとしたら、対策はあるのか？　ちゃんとある。「舌の推進力」をつければいい。舌が上顎を常に推し上げる力があれば身体や脳を支えて重力に拮抗できる。

舌がまっすぐに上口蓋を「推進」していれば、過度の回転や捻れを防止することができる。舌は脳を支えるサスペンション（suspension）であり、ショックを吸収するショックアブソーバー（shock absorber）である。

舌の位置

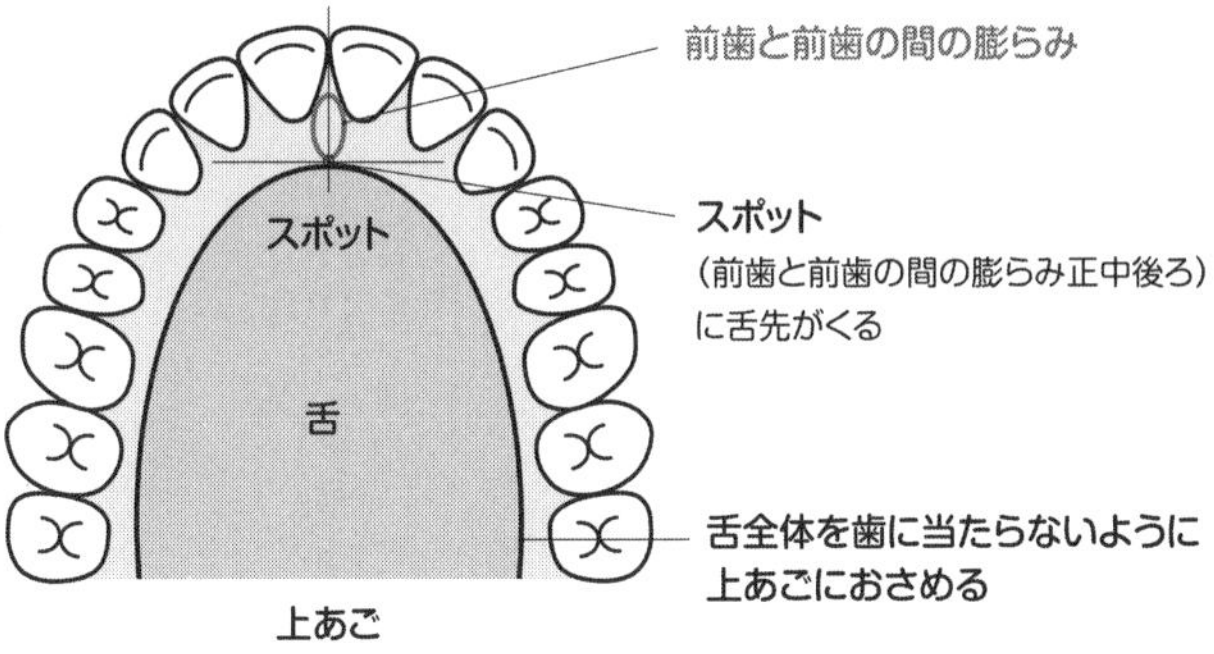
前歯と前歯の間の膨らみ
スポット
スポット
（前歯と前歯の間の膨らみ正中後ろ）
に舌先がくる
舌
舌全体を歯に当たらないように
上あごにおさめる
上あご

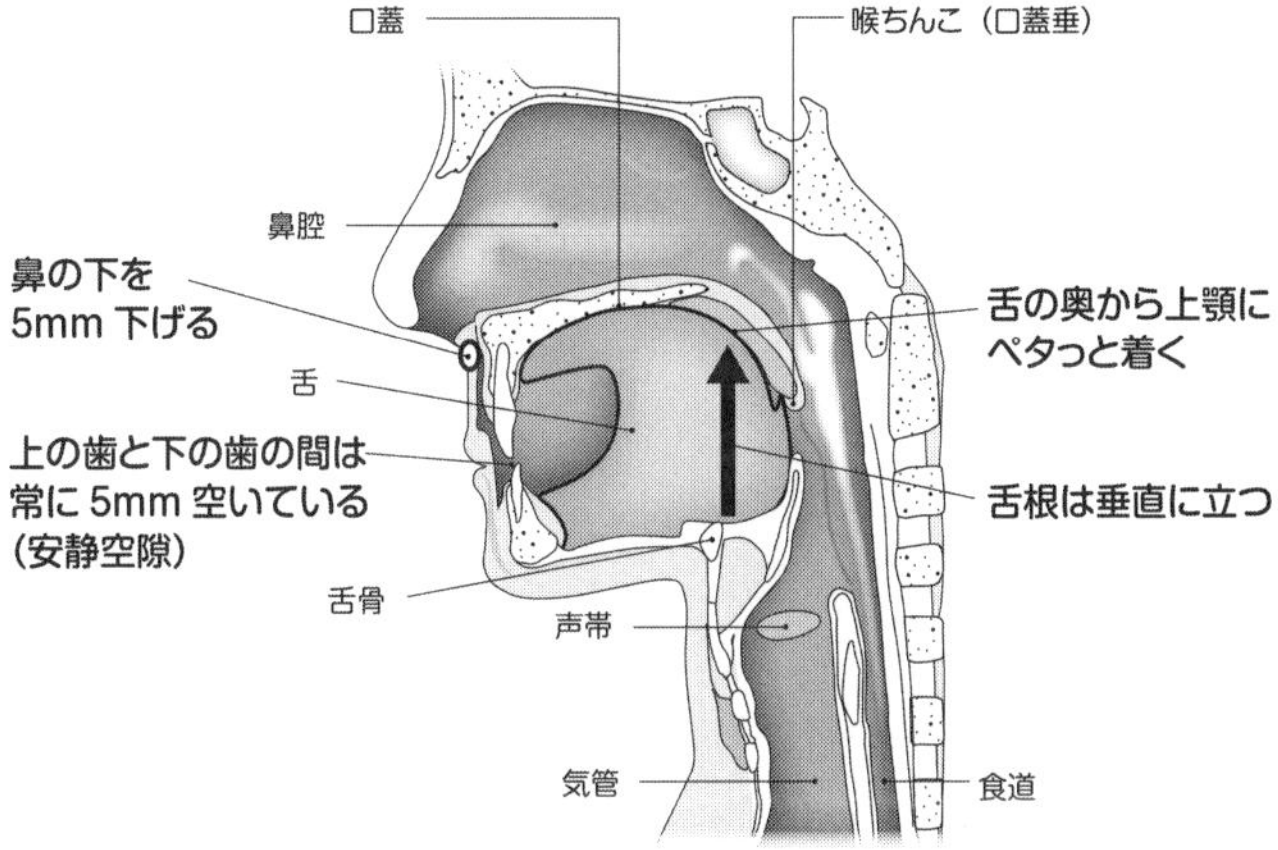
口蓋
喉ちんこ（口蓋垂）
鼻腔
鼻の下を
5mm 下げる
舌の奥から上顎に
ペタっと着く
舌
上の歯と下の歯の間は
常に 5mm 空いている
（安静空隙）
舌根は垂直に立つ
舌骨
声帯
気管
食道

そうすれば、成長に伴う螺旋運動の渦巻きを上に上にと伸ばしていける。そうなれば、背筋も伸びるし、手足も伸びる。

舌が上顎を推すので、上顎が拡張し、口腔内が拡大し、脳が安定する。脳が安定すれば、脳の成長も正常で、知能も発達する。

舌全体が上顎を常に推す状態とは、舌が上口蓋に吸着《きゅうちゃく》しているということではない。吸盤《きゅうばん》のようにくっついているだけではダメである。吸着とは舌が上口蓋を吸い下げる働きで、上に推進することとは反対のベクトルになってしまう。

24時間365日間いつもいつも、舌全体、舌根部《ぜっこんぶ》まで上顎を推すことによって、脳が水平に保持でき、脳が安定し、身体の各組織がまっすぐ成長する。まっすぐ生きることができる。前の頁の舌の図をよくご覧ください。

この舌が推進力を持つようにする方法は、第5章で詳しく説明する。

3・10　舌が上がれば肛門も膣も締まる

かつて中村天風《なかむらてんぷう》（1876－1968）という人物がいた。パナソニックの創業者の松下幸之助（1894-1989）や、京セラや第二電電創業者の稲盛和夫（1932-2022）や作家の宇野千代（1897-1996）など、戦後の日本を牽引《けんいん》した多くの人々の導師《どうし》のような存在であった。

中村天風は、戦前は大日本帝国陸軍の諜報員であり、中国大陸を股にかけた武術家でもあった。大アジア主義を唱えた頭山満《とうやまみつる》（1855-1944）が率《ひき》いる福岡の政治結社「玄洋社《げんようしゃ》」のメンバーだった。

中村天風は、孫文《そんぶん》の友人であり、中華民国最高顧問の称号も持っていた。戦後は天風会を創始し「心身統一法」を広めた。今でも、中村天風の著作は、何度も再版され、自己啓発本として読まれ続けている。私も、『運命を拓く』（講談社文庫、1998）とか『幸福なる人生 ―― 中村天風「心身統一法」講演録』（PHP研究所、2011）とか、何冊か読んだことがある。

この中村天風が、常に肛門を締めておくことを推奨していた。精神的にせよ肉体的にせよ、危機の時に肛門を締めていれば、大怪我になるところが軽い怪我で済むというようなことを書いていた。

そうかそうかと、素直な私は天風の言葉を信じた。肛門を締めることを意識した。すると、姿勢がシャンとする気がした。下腹部に力が入って、背筋が伸びるような気がした。そうか、こういう状態でいると、危機の時にも身体が適切に反応して、身が守れるのだと感心した。肛門が緩んでいると、身体がだらしなくなって、いざというときに無駄に大怪我するのかもしれないと思った。

しかし、平井氏によると、肛門を強く締めていると痔になりやすい。自衛隊では肛門を締めることを推奨されたそうだが、痔になった隊員が多くなっただけだそうだ。

痔には、大きく分けて痔核《じかく》と切れ痔と痔ろうの3種類がある。痔核の多くは、お尻に力がかかることが原因で発症する。肛門を締めることを意識すると、丸い肛門に横から力を入れることになるので、痔になりやすくなるそうである。

また、意識的に肛門を締めていると、ぎっくり腰にもなりやすい。二足歩行そのものが、ただでさえお尻に負担をかけるのであるから、それ以上お尻に力を入れてはいけないそうだ。

また肛門をいつもいつも強く締めていると、女性ならば膣《ちつ》も締まるが、「性交相手を腹上死《ふくじょうし》させるまで頑張ってどうするつもりなのか」と平井氏は言う。

平井氏や秋保氏と話していると、「肛門」とか「膣」とか「恥骨《ちこつ》」とか「子宮」とか、「痔」

とか「喉チンコ」とか、口に出すのははばかられるような言葉が躊躇《ためら》いもなく、ごくあたりまえに出てくる。私も影響を受けて、そういう言葉を発することに慣れてしまった。

ところで、ちなみに、みなさん、ここでちょっと肛門をキュッと締めてください。どうですか？　舌が上口蓋に当たりませんか？

では、次に舌が上口蓋をまっすぐ推すようにしてみてください。どうですか？　肛門は自然に締まっているでしょう？　肛門から舌は一本の管なので、当然ですね。

中村天風は肛門を締めると身体がしっかりすることを実感していたことによって肛門を締めることを推奨した。しかし、肛門を締めると舌が上がることについては意識しなかったのだろう。肛門と舌が一本の管であることについては注目しなかったのだろう。

だから、肛門から上昇する一本の管の先端にある舌の筋肉で上口蓋をまっすぐ推すように持ち上げることこそが、脳や内臓を支えることまでは思い至らなかったのだろう。しかし、肛門に着目したことは、さすが中村天風は非凡であった。

本書を書いているのは、ちょうど芸能プロのジャニーズ事務所の創立者ジャニー喜多川（1931‐2019）氏が、小学生から高校生にかけての何百人（何千人とか何万人とかの説もある）もの少年たちに強制不同意肛門性交をしたということが明るみにされ非難されている時期である。

ＢＢＣが特集番組を放映し、国連の人権理事会が問題にし、損害賠償を求める被害者たちに事務所が訴えられた。（旧）ジャニーズ事務所のタレントをＣＭへ起用することを大企業が次から次へと拒否するようになった。

人間は肛門と舌を結ぶ一本の管なのだ。もし、ジャニー喜多川氏の犯罪が事実であるのならば、年若い他人の肛門を自分の快楽のために酷く扱ったということの罪は大きい。

3・11　日本文化は歯の食いしばりを促進する？

石塚ひろみ氏の『舌はがし健康法』においても述べられていたけれど、「歯の食いしばり」は、強い力を込めて歯を噛み合わせることだけを意味していない。上の歯と下の歯が触れ合っている状態も「食いしばり」だ。

私は、平井氏や秋保氏や平井氏のお弟子さんたちに、「センセイ、食いしばっていますね」と言われても、よくわからなかった。「食いしばっているから、身体から力が抜けないいんですよ」と言われても、よくわからなかった。

その意味が、２０２３年の10月に知人の日本舞踊家のリサイタルを鑑賞したときに、突如としてわかった。天啓のように。

私は、その日本舞踊家のリサイタルや、その方が所属する日本舞踊の流派の発表会や、モダンバレー団とのコラボ発表会などは、それまでも何回も鑑賞した。２０２３年10月のリサイタルには、その日本舞踊家のお弟子さんたちの踊りの発表や、長唄の発表会のコーナーもあった。

そのとき、私は歯を食いしばって踊っている人が少なくないことに気がついた。そんなことに気がついたのは初めてだった。

歯と歯が出合ってしまっているのは舌が下がっているからだ。前述したように、上の歯と下の歯の間には2ミリから5ミリの空間があるのが正常である。歯と歯は離す！　歯と歯は出合ってはいけない。歯が傷むだけだ。ましてや、歯ぎしりなど。

だから、噛み合わせが大事になる。だから、歯科医は虫歯の空いた穴に入れる詰め物（インレー）が他の歯に当たらないように、舌に当たらないように、削り調整する。虫歯が進行し、インレーで修復が困難な場合には、クラウンを被《かぶ》せる。そのクラウンも他の歯とぶつからないように、舌に当たらないように、削り調整する。それに時間がかかる。それほどに、歯と歯は離れていなければならない。

私が見た日本舞踊のリサイタルの話に戻す。なぜ、私が歯を食いしばっている人が多いと気がついたかというと、たまたま舞台に近い席に腰かけることができたので、演者たちの顔が良く見えたからだ。

すると、顎に梅干しのような窪みができていたり、口がへの字になっている演者が少なくないと気がついた。そういう演者は、身体に力が入ってしまっていた。だから舞踊の動きが硬く見えた。滑《なめ》らかに伸びやかに踊れていないように見えた。華やかな祝宴の踊りでも、無表情に踊る傾向があった。あるいは苦しげに踊る傾向があった。だから祝祭感が十全に発散表現されていなかった。

それは、舌が下がっていて、歯を食いしばっているので、身体に力が入ってしまっているからではないか。

顎に梅干しのような窪みができていなくて、口がへの字になっていない演者たちは、微笑んでいるように常に口角《こうかく》がかすかに上がっていた。これは舌が上がっている人に多い表情だ。

舌が上がっていて歯を食いしばっていないように見える演者たちの踊りは伸び伸びとし

ていた。踊りが大きくなり、踊り手の身体から自然な幸福感が溢れているように私は感じた。

ひょっとしたら、歯のくいしばりによって身体に無駄に力が入るというのは、日本の文化かもしれない。そう思ったのは、長唄「ねずみ」の唄と三味線の演奏を見たときだった。どうも、ここでも演者の方々は歯を食いしばっているようだった。緊張して集中しているからだろう。顔も身体も無自覚にガチガチに力が入っている感じだった。静かに上品に、しかし力が入った身体。日本では、それが真面目な態度ということになるのかもしれない。

唄も三味線の演奏もとても良かった。でも、もっともっともっと愉快にハジケテもいい気がした。愉快な内容の長唄を、ニコリともせずに唄うのはもったいない気がした。無表情に三味線で演奏するのにも違和感があった。もともとが楽しい長唄なのに。楽しそうに唄ってはいけないのだろうか？　楽しそうに演奏してはいけないのだろうか？　楽しい唄でも、葬式のように大真面目に演奏するべしという決まりでもあるのだろうか？

こんなに力が入っていると、かえって能力の半分も出せないのではないだろうか？　そもそも、なんで正座でなければならないのか。立ち上がって三味線を弾きながら楽しくステップ踏んで踊ってもいい気がした。腰掛けながら弾いてもいいのではないか。演者の身体がリラックスしているほうが、演奏もより豊かになるのではないか？

もしかしたら、日本人の思考や行動に硬直性があるとしたら、それは歯の食いしばりから発生しているのかもしれないと、私は思った。

もちろん、外国にも歯を食いしばって我慢しろという習慣はある。Bite the bullet という表現がアメリカ英語にはある。「弾丸を噛め」だ。奥歯に弾丸を入れて噛み締めるぐらいに我慢しなさいという意味だ。そうして戦いなさいという意味だ。

多くの人々が歯を食いしばって戦い頑張らねばならない時代というのは不幸な時代だ。頑張らなければいけないときでも、歯を食いしばることなく、伸び伸びと身体を動かしたいものだ。そうすれば心も伸びやかになる気がする。

3・12　舌が上がると歯のくいしばりがなくなり身体が緩む

歯の食いしばりは、知らず知らずにしてしまっている。私自身が就寝するときに気がつく。あれ？　なんで、身体から力が抜けないのか？　なんで、リラックスしてないのか？あれ？　上の歯と下の歯が離れていないのかもしれない。

で、意識して舌を上げる。そうすると、歯と歯が離れ、ホッと身体がほぐれる。呼吸できる感覚がする。こわばりがちな私の思考も緩やかになる感じがする。

そういう私も読書や書き仕事に集中したり、パソコンの画面に集中したりすると、ハッと気がつくと、呼吸していなかったり、歯を食いしばっていたりする。

もっとリラックスしつつ、力を出したいものだ。私としては、ひとまず、歯の食いしばりをなくして、顎の無駄な張りをとりたい。四角い顎の四角ぶりを軽減したい。

人相学的には、四角い顎の張りは、意志が強く頑張り屋さんで、晩年運がいいとか言われる。そりゃ歯を食いしばって頑張る人生なんだから、そうなりやすいだろう。

でも、歯を食いしばらなくても、出力《しゅつりょく》できれば、もっといい。顔の輪郭を卵形にしたいとまでは言わない。小顔になりたいとまでは言わない。歯の食いしばりをやめて、無駄に身体に力を入れずに伸びやかに動かしたいと私は思う。

第4章

妊婦さんと乳幼児の養育者のみなさま必読！

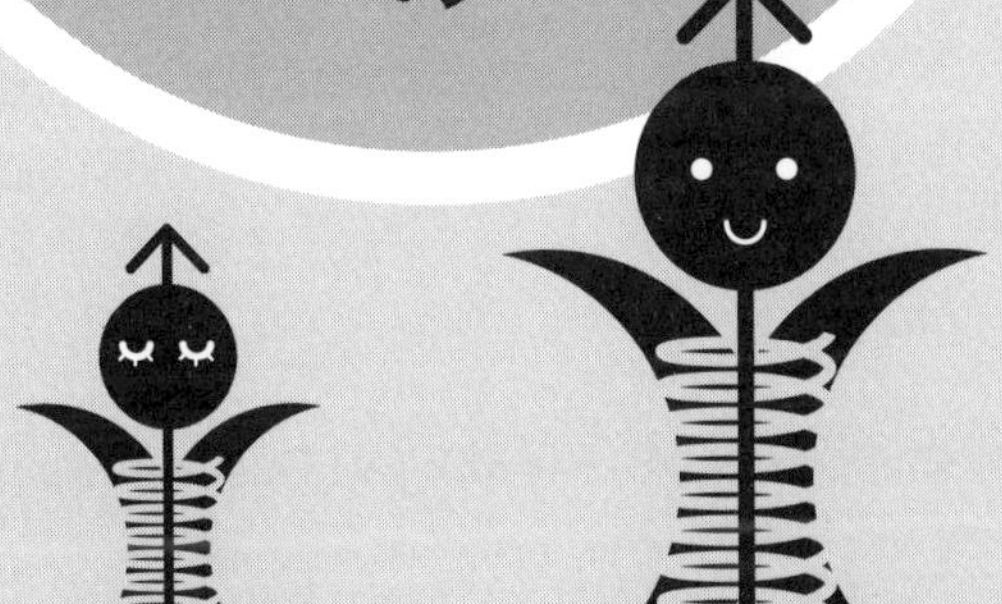

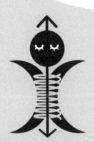

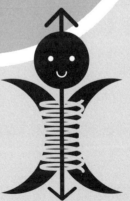

4・1 胎児が辛いので子宮に圧力がかかる姿勢を妊婦は避けるべき

さて、ここまで読んで来たみなさんは、ご自分の舌が上がっていて、上口蓋をまっすぐに推していて、舌が脳を支えているという実感が持てるでしょうか?

おそらく、そう実感できる読者は少ないのではないかと思う。舌が下がっているか、舌が上がっていても、せいぜいが舌の先端が上の歯の後ろに当たっているぐらいの感覚しか持てないのではないだろうか。

実は、私たちの舌が上がっていないことや、それによる身体の捻れから生まれる筋肉の収縮などは、胎児時代から始まっている。人間は胎児の頃から捻れやすい。

胎児は、ただでさえ狭い子宮の中で成長する。子宮は胎児の成長に合わせて拡大はするが、胎児が伸び伸びできるほどの広さはない。子宮にはエコノミークラス座席しかない。

臨月が近づくにつれ、胎児の姿勢はより窮屈になる。だから、圧力が腹部にかかるような姿勢を妊婦がとると、余計に胎児に圧力がかかることになる。

だから、胎児が一層に窮屈になるような、子宮に多大な圧力がかかるような姿勢や作業は、妊婦はできる限り避けるべきだ。しかし、そうもいかない。日常の家事労働にしても、デスクワークにしても、子宮に圧力がかかる作業が多い。

かつては、誕生時の赤ちゃんの体重は平均３５００gであった。今は、平均３０００g弱である。出生時の体重が２５００g未満を低出生体重児と呼ぶが、日本では出生数が減少しているのに、低出生体重児の数は増えている。平井氏は、その理由として、スマートフォンやタブレットやパソコンの使用によって、妊婦の子宮に圧力がかかる作業が多くなっているからではないかと推測している。現代の仕事で、スマートフォンやタブレットやパソコンを使用しないことは、ほとんどないのだが。

平井氏によると、トイレ掃除や床掃除、床にペタリと座り込む生活や、横向き寝などは子宮に圧力をかける。物を書いている状態や、指に力が入っている状態も子宮に圧力をかける。前述したように、スマートフォンやタブレットやパソコンなどの使用も肩に力が入る。上半身の重さが子宮に乗りかかってしまう。

作業に集中し過ぎて息をしていないという状態は、誰にでも起きうるが、この呼吸を忘れている状態も子宮に圧力をかける。また、母親の舌が上がっていなくて身体が捻れていると、子宮に圧力がかかる。

その圧力のために子宮内空間の余裕がなくなると、ただでさえ狭い子宮の中で丸まっている胎児が、さらに押しつぶされ、胎児の身体が捻れ、胎児の内臓も捻れる。

4・2 妊婦が舌を上げると胎児が嬉しい

また、妊婦の舌が上がっていないと、妊婦の内臓が捻れ下がりやすく、子宮も下がる。そうなると下腹部が突出してしまう。健康で正常な妊婦のお腹はあまり大きくならない。妊婦の腹部が大きく前にせり出していることは決していいことではない。

舌が下がっていることにより下垂した子宮は、これも下垂している大腸に押しつけられる。下垂している大腸は便秘になりやすい。下垂している子宮の中の胎児は、下垂している腸の冷たさ（便が詰まっているから）に体温を奪われる。それが不快で胎児は姿勢を変える。頭を大腸から離す。それで逆子《さかご》になる。

平井氏は、「ウンコも一丁前に出せない身体で、子どもを産もうなんて無謀ですよ。それでは分娩が軽いわけないでしょう」と言う。

子宮内で捻れてしまった胎児は生まれてからも舌が上がりにくい。このタイプの乳児は、成長するとアレルギーになりやすいし、風邪もひきやすい。腰痛《ようつう》や生理痛や精神不安定にもなりやすい。疲れやすく睡眠障害にもなりやすい。子どもの健康は子宮にいる間にすでに決まっているのだ。

だから、妊婦の舌を上げることによって妊婦の身体の捻れを取ることが、健《すこ》やかな胎児の成長を促すことになる。だから、平井氏や秋保氏は、妊婦に舌はがしや舌上げの重要性を伝えるセミナーを開催する。

4・3 妊婦の安全と胎児の健やかな成長を脅かす現代

子どもの健やかな成長は母親のお腹の中から始まっているから、子宮の中の胎児を圧迫するような活動は避けて、舌を上げようと言うと批判されるかもしれない。

このように妊婦に要求することは、女性の生き方を限定し、女性の自由な生き方を抑圧すると考える人もいるかもしれない。

私自身も、妊婦が子宮に圧力をかけないような生活をするということは、実際には不可能だと思う。トイレ掃除や床掃除などの家事や、パソコンを使用するようなデスクワークを回避することは、庶民の妊婦ではできない。皇室や財閥の女性ではあるまいし。

また昨今の経済状況は、妻が専業主婦になれるだけの経済力を多くの男性に与えない。だから妊婦は臨月になるぐらいまで賃金労働をせざるをえない。混雑した公共交通機関を使用して通勤せざるをえない。ついでに産休に入ったからといって、家事労働が免除されるわけではない。

「2ちゃんねる」や「5ちゃんねる」などの匿名掲示板や、女性たちの悩み事が列挙されている「まとめちゃんねる」を読むと驚く。妊婦が動かないと胎児が大きくなり過ぎて難産になるという迷信を持ち出して、妊婦をやたら賃金労働や家事労働に駆り立てる類の無知な夫や夫の親族が、21世紀にも棲息《せいそく》しているようだ。

情報があふれている21世紀において、自分の妻や息子の妻に対して、「嫁のくせに」とか「嫁ならば」とか言い立てる旧弊で愚劣な人々がいるのだろうかと、私は半信半疑なのだが。また、そんな男の程度の低さや、そんな男を育てた親の愚かさを結婚前に見抜けないような不用心な女性が、いまどきいるのだろうかと私は不思議なのだが。

昨今の家庭や学校の教育も、妊婦にとっては好ましくないかもしれない。今の家庭や学校は、成熟やストレス耐性を育むような教育はしない。「ありのままでいい」という教育は、資質の悪い男性をより悪質に未成熟なままに放置する。そのような男性をうっかり配偶者にした女性は、保護されるべき妊婦としての安全な暮らしを得ることができない。

つまり、妊婦が子宮内の胎児に圧力をかけないような暮らしをするほどに、妊婦を保護するシステムは、現状の社会では整っていない。妊婦の身体は、今までになく胎児に圧力がかかるような状態になっている。

なのに、胎児の状態が悪くなった場合に責めを負うのは妊婦である。無事に出産したら出産したで、新生児の育児の不備を責められるのは母親である。

さらに、ここに現代の医療体制の問題がある。妊婦主体ではなく、病院の都合によるお産がはびこっている。知人の助産師は、自然分娩よりも帝王切開にするほうが手術料が稼げるからという理由で、必要もないのに帝王切開手術をしたがる産科病院が少なくないと嘆く。

4・4　当事者意識の希薄な妊婦たち

前述の助産師は、現代の妊婦の何ごとも他人任せの姿勢についても嘆く。自分が産み自分が育てるという意識が希薄な若い妊婦が多くなっていることを嘆く。

父親のほうは、昔も今も、お産も育児も他人事である人間が珍しくないらしい。養育者としての覚悟も希薄な人間が少なくないらしい。しかし、今は母親のほうにも、妊婦としてであれ、養育者としてであれ、当事者意識がない事例が多いらしいのだ。

前述したように、妊婦が健やかな胎児の成長を促すような生活をすることは難しい時代だ。いや、そんな時代は人類史が始まって以来、あったことはないのかもしれない。人間の身体は、胎児の頃は子宮の中で押しつぶされ、生まれたら生まれたで、健やかに伸び伸びと成長させてもらえるだけの環境は世界に準備されていない。それだけの知識が世界にまだ浸透していない。問題はいっぱいだ。

それでも、まずは、妊婦のあなたは、ご自分のお腹にいるお子さんが、人間として十全に機能を発揮して生きることができるように、子宮に圧力がかかるような行動はせずに、舌はがしをして舌を上げ、舌が脳を支えて内臓が捻れないように、内臓が下垂しないように気をつけてください。胎児を守る第一の責任者は、あなたです。

また、妊婦の家族は、妊婦の身体に圧力がかからないように配慮してください。「妊娠は病気じゃない」と言って、妊婦に無駄なストレスをかけないようにしてください。家事できき使うこともやめてください。新生児にまつわる不運や不幸は、胎児が健やかに子宮で育つことができる環境を妊婦に提供しなかった類の家族が受ける罰かもしれないのです。

4・5　すべての養育者に知って欲しい赤ちゃんの授乳法

この節では、赤ちゃんを育てケアする立場のすべての人々に知っておいてもらいたいと平井氏が推奨する授乳法と抱き方と寝させ方を紹介する。

これらの方法は、今の日本で常識とされている方法とはかなり違う。常識とは違う方法だから、間違っているということはない。常識というものは、ある時代に多くの人々に共有された思い込みでしかない。

若いお母さんへ。勉強不足の助産師さんに、平井メソッドが薦めるような授乳法ではダメだと言われても、シレっと微笑みながら無視してください。

適切な授乳法とは、乳児の吸啜窩《きゅうてつか》（口蓋中央部にある窪み）への「乳を与える人」（生物学的母親とは限らない）の乳首の挿入により、乳児の吸啜《きゅうてつ》反射（おっぱいを吸うこと）が起きるように乳を飲ませることである。

この吸啜反射によって、乳児は乳首を舌でしごき上げて乳を飲むことを学び習慣化する。これが舌の筋肉を鍛える。これが舌の「絶えず推す」という機能を乳児に身に着けさせる。乳児は吸啜《きゅうてつ》（乳首を上顎に押し当てる）によって、その上顎が拡張される。上顎が拡張されることによって、食べ物や飲み物が舌の圧力によって空気を入れずに喉の奥に運ばれる。これが「嚥下《えんげ》」である。

乳の吸啜がうまく習慣化されない乳児は、上顎の拡張がないので、嚥下がうまくできない。「嚥下障害」は高齢だから始まるものではなく授乳の段階で嚥下障害はすでに起きている。

では、何らかの問題があり、乳房から乳が与えられない乳児の場合はどうなるのか？栄養自体は哺乳瓶に入った粉ミルクによって摂取できる。ただし、吸啜反射によって、舌の筋肉を鍛えて、舌が上顎を絶えず推すということは学習し損なう。乳の吸啜がうまく習慣化されないので、上顎の拡張がなく、嚥下がうまくできない。

私は、そういう乳児であった。母親の体が弱かったので、私は母乳で育っていない。哺乳瓶についたフェイク乳首にしか吸いつくことができなかった。私の人生の諸問題は、乳児の時にすでに始まっていたのだ。吸啜反射によって、乳首を舌でしごき上げて乳を飲むことを習慣化できず、舌の筋肉を鍛えることができず、舌の「絶えず推す」という機能を身に着けることができなかったことによって。

ちなみに、秋保氏によると、哺乳瓶は「ベッタ」というメーカーのものが、今のところ、平井メソッドが薦める「縦抱き授乳」（次の節で詳しく述べる）に一番適しているそうである。

しかし、平井氏によると、ベッタの哺乳瓶でも、乳首部分の角度がまだ不十分だそうだ。角度を自由に変えることができるような哺乳瓶の乳首が開発されて、100均で売られるようになればいいし、もっと液体ミルクが手頃な価格で売られるようになれば災害時も安心なのにと、平井氏は言う。

乳首と言えば、日本のフェイク乳首の「おしゃぶり」は小さくて、赤ちゃんの口腔内の発展に良くないので、アメリカに行くのならば、「大きいおしゃぶり」を買ってきてくれと、私は年下の友人に頼まれたことがある。それで、私はアメリカのドラッグストアで、各種の大きさの「おしゃぶり」を買った。

確かに日本の「おしゃぶり」は、赤ちゃんがダイナミックに食らいつくことができないほどに小さい気がした。あれでは、「おちょぼ口」製造用ではないだろうか。大笑いできるような大きな口は、あれでは作れない。

といっても、あれから20年近く経過しているので、日本でもダイナミックに食らいついて、大きな口を形成できるような「おしゃぶり」も売っているのかもしれない。

4・6 すべての養育者よ、赤ちゃんは縦抱きせよ！ 垂直に抱こう！

乳児は垂直抱き（縦抱き）されるべきである。なぜならば、多くの養育者がしているように、かつ伝統的にそう指導されてきたように横抱きすると、乳児の舌が吸啜窩にうまく当たらず舌の力で乳を飲むことができなくなるから。

平井氏の比喩によると「濁り酒を濁らせずに立てたまま抱くイメージ」で、乳児を垂直にまっすぐに抱っこすると、舌が脳を推すので首が早くすわる。

舌が推進力を持つと吸啜窩が広がる。上顎が広がる。そうなると、大きく広がった上顎に声が反響するので、大きな声が出せるようになる。すると言語の発話能力も高まる。舌が正しい位置にあると滑舌《かつぜつ》も良くなる。舌の推進力によって脳が安定すると、乳児の成長が早くなる。

ただし、垂直抱き、縦抱きをしても、赤ちゃんの首の後ろを指で支え持つことはしないようにしてください。それをすると、赤ちゃんは後ろから首を吊られるような具合になり、苦しくなります。猫を抱くのとは違うのだから。ともかく赤ちゃんは垂直抱きだ！　縦抱きだ！

4・7　赤ちゃんの顔は外向きに脚がまっすぐ伸ばせるように胸側におんぶする！

ここで書かれることは、第8章の「身体の捻れを解く姿勢と方法」において提案されるべきものかもしれないが、善は急げである。先に書いてしまう。

最近は、昔のように紐で赤ちゃんを養育者の背中にくくりつけることはしない。養育者の疲れを軽減してくれる肩ストラップやウエストベルトがついていて、かつ赤ちゃんの腰回りをしっかり支えてくれるシートがついているタイプのものを使用するのが一般的だ。

このタイプのものは、赤ちゃんの体に沿って、背中にせよ、胸側にせよ、抱っこできるように設計されているし、肩ストラップだけの抱っこ紐に比べて、長時間抱っこしていても養育者が疲れにくい。

おんぶされている赤ちゃんは、いかにも安心して幸福そうであるが、赤ちゃんをもっと幸福にするには、背中側にくくりつけるのではなく、養育者の胸側に赤ちゃんの顔が外側に向くように、赤ちゃんを紐でくくりつけるのがいい。

最近は、伝統的おんぶスタイルもできるし、養育者の胸に赤ちゃんの顔が向くように前抱きもできるシートも販売されている。伝統的おんぶスタイルにせよ、養育者の胸側に乳児の顔が養育者の顔に向くようなシートスタイルせよ、平井氏によると問題がある。

伝統的なおんぶスタイルだと、赤ちゃんのお尻や腰を覆うついでに、赤ちゃんの両脚が曲げられてしまう。これでは脚の形が捻れやすくなる。養育者の胸に赤ちゃんの顔が向くような前抱きスタイルも、赤ちゃんの脚は曲がってしまう。

写真のように、赤ちゃんの脚がまっすぐに伸びるように、赤ちゃんの顔が外を向くように、くくりつけるのがいい。これが平井メソッド式「前おんぶ」だ。

養育者の背中越しに世界を見るよりも、養育者の顔や胸だけ見るよりも、赤ちゃんは広い世界を自由に見るほうがいい。そのほうが、赤ちゃんも退屈せず、脳にいい刺激が与えられるのではないか。

この平井メソッド式前おんぶスタイルに適したおんぶ紐は、今のところ市販はされていないが、平井メソッドの信奉者の方々が個人的に制作しておられる。養育者自身が自分で

平井メソッド式「前おんぶ」

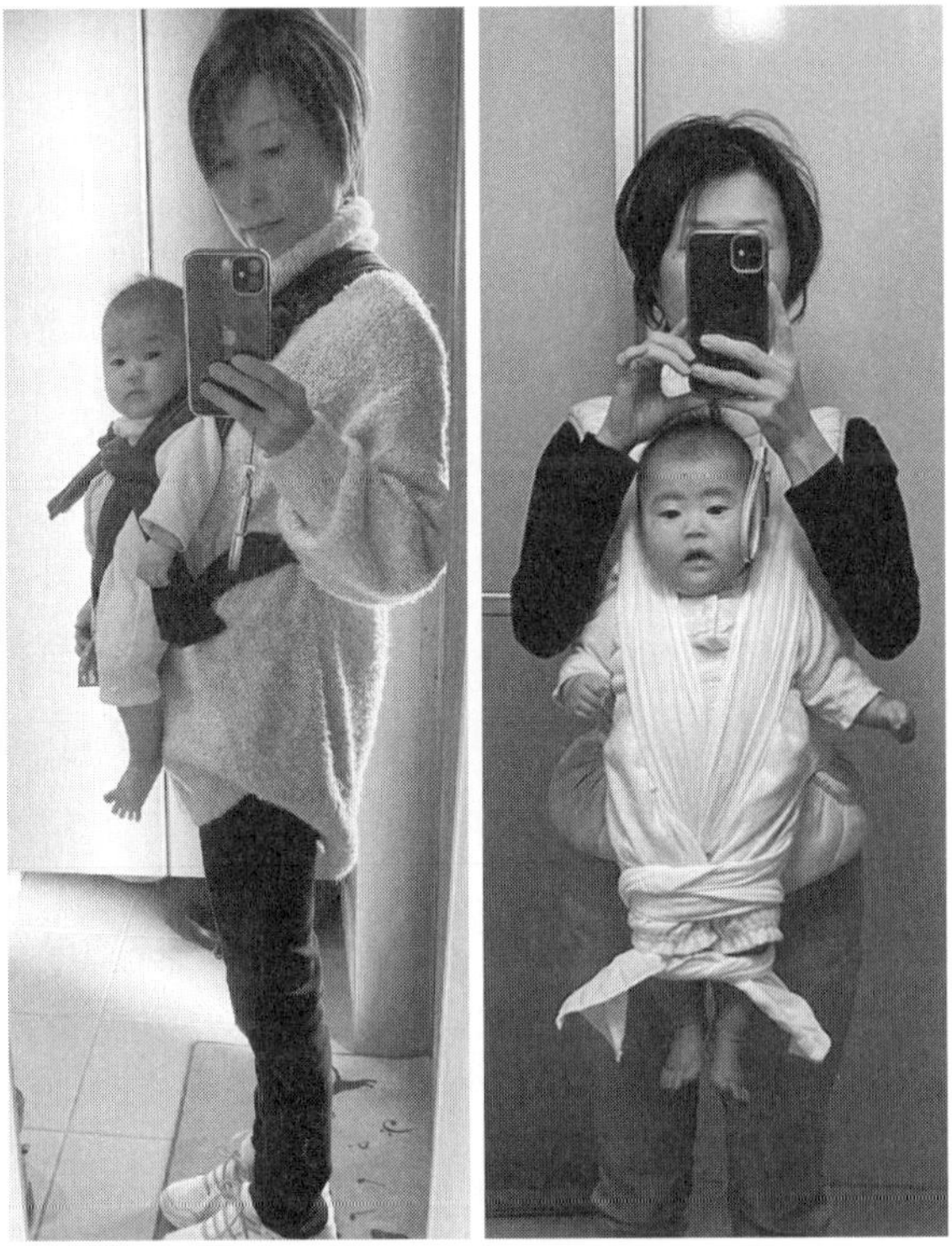

養育者の胸側に赤ちゃんの顔が外側を向くように

制作してもいいのではないか。

4・8 赤ちゃんにも整体が必要だ！

「赤ちゃん整体」というのは、子宮の中でも捻れ、子宮から出てきたあとは、大人と同じく地球の重力にさらされて過剰回転し身体が捻れがちな赤ちゃんの身体をまっすぐにするための整体だ。

「赤ちゃん整体」において、赤ちゃんの身体をマッサージすると同時に、赤ちゃんの身体の捻れを解くために、赤ちゃんの身体をエビのようにそらせたりする。注意深く丁寧にブリッジのような姿勢を取らせる。こうして、丸まり縮みこんだ身体を伸ばすのだ。

もちろん、赤ちゃんは抵抗する。泣く。でも大丈夫です。

また、赤ちゃんの両足首をつかんで、赤ちゃんをさかさまにして揺らしてみる。こうして、曲がりがちな脚や背中を伸ばす。

フランスの男性は女性の顔よりも脚の美しさ（特に細い足首）に注目するので、フランスでは乳幼児の女の子の両足首を摑《つか》んで、時々はさかさまにして揺らすのだと耳にしたこ

赤ちゃんにも整体が必要だ

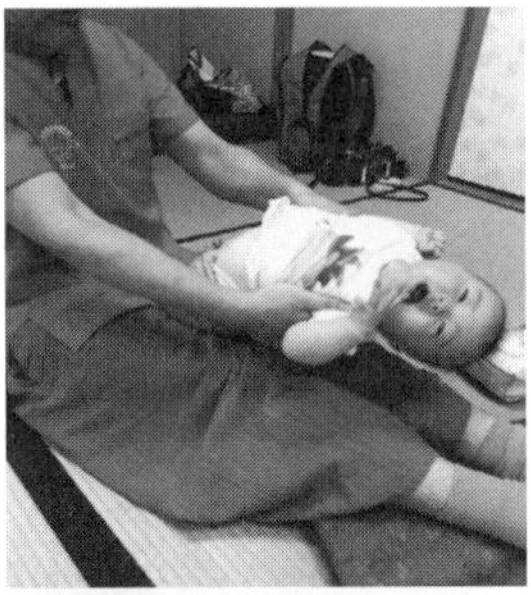

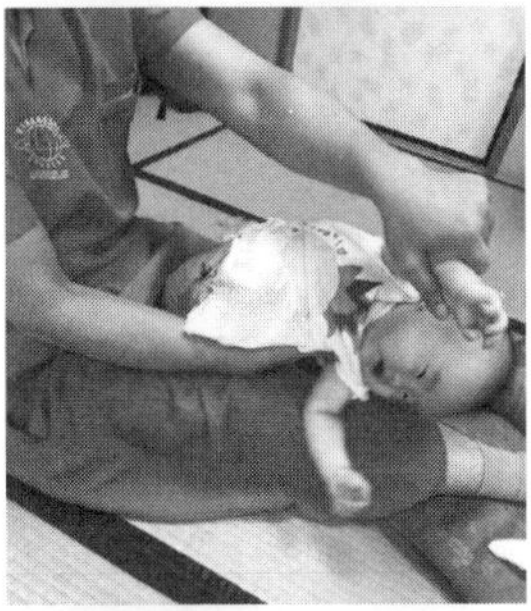

子宮の中で窮屈に丸まっていた赤ちゃんは、この世に出てきたら、まっすぐに伸ばしてやらなくてはいけない。まっすぐにしてあげないと、赤ちゃんの身体は捩れやすく、内臓も捩れやすくなっているからだ。

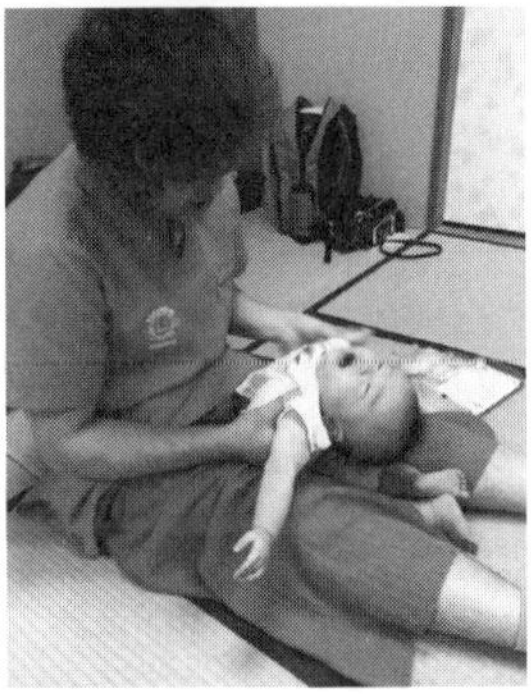

←エビぞりマッサージ

とがある。事実なのだろうか。フランスの育児事情に詳しい方、教えてください。

赤ちゃんにブリッジのような姿勢を取らせるのは怖く感じる養育者でも、赤ちゃんの両足首を掴み、さかさまにして揺らすことはできるのではないだろうか。もちろん、赤ちゃんを決して落としてはいけません。注意深く集中して心を込めてなさってください。

「赤ちゃん整体」の意義や必要性をまったく知らない人が、その光景を見ると、「これは虐待ではないのか」と思ったりする。赤ちゃん整体を受けに来るときに、お母さんとともに、まれにお父さんが付き添ってきたりする。平井メソッドについて何も知らないお父さんはびっくり仰天する。

お父さんへ。あれは虐待ではありません。回転する地球の上で生きる人間の身体も回転している。しかも過剰に回転しやすい。だから人間の身体は捻れやすい。内臓も捻れやすい。それを防ぐために「赤ちゃん整体」があるのです。

よく、赤ちゃんはお母さんのお腹の中で丸まっていたのだから、生まれてからも丸く育てるのだという言説がある。平井氏は真っ向から、この説を否定する。

子宮の中で窮屈に丸まっていたからこそ、この世に出てきた赤ちゃんは身体を伸ばさなくてはいけない。まっすぐに伸ばさなくてはならない。母体が受けた圧力の影響をまともに受けて、あらかじめ捻れていた身体の捻れを取ってあげなくてはいけない。地球の回転によって、どうしても捻れやすい身体の捻れを解き、まっすぐにしてあげなくてはいけない。

第5章

舌はがしと舌上げの方法

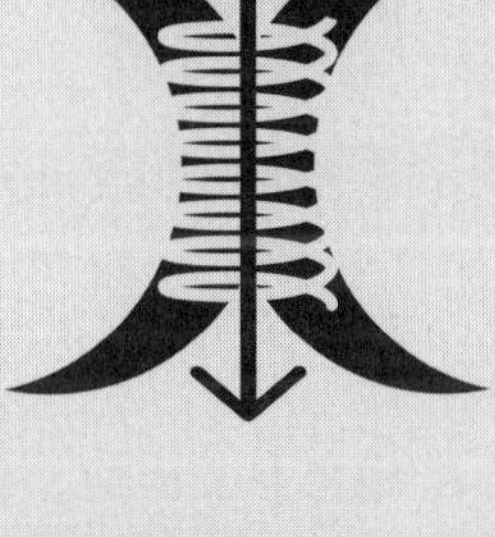

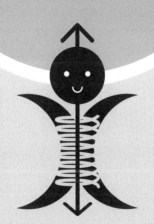

5・1　自己流でも効果はある

舌はがしは、極めて雑なやり方でもそれなりの効果はある。看護師をしている私の年下の友人は、舌はがしや舌上げについて耳にしたが、平井氏や秋保氏の舌はがし施術を受ける機会がなかったので、自分流で試みた。

彼女は、下顎に癒着している舌の裏側に無理やり指を入れ、強引に断固として上顎に向かって舌をグイグイグイ押し上げた。看護師なので、そのあたりは度胸がある。

非常に痛かったそうである。それはそうだ。そうしたら、1週間ぐらいの便秘が常だったのに、排便が1日に3回（！）になった。舌はがしや舌上げをすると便秘は確かに改善される。肛門から舌へ至る管がまっすぐになり、内臓も引き上げられ、大腸も正常な位置に戻り、腸が機能しやすくなるからだ。

しかし、やはり適切な舌はがしや舌上げ方法を知っているほうがいい。その方法は、石塚ひろみ氏の『舌はがし健康法』にも図解され丁寧に紹介されているので、ここでわざわざまた紹介する必要はないかもしれない。

舌はがしの方法

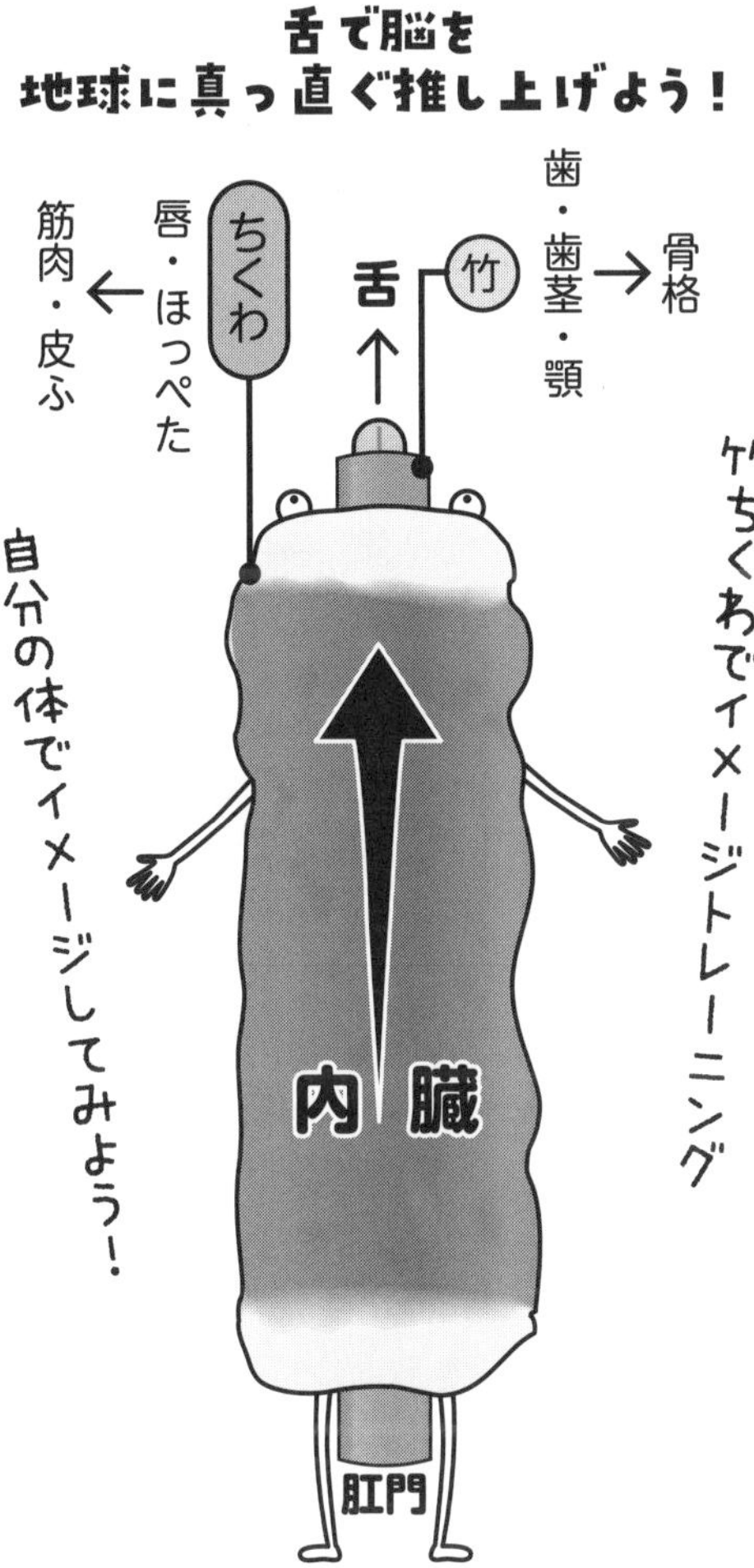
舌で脳を
地球に真っ直ぐ推し上げよう！
筋肉・皮ふ
唇・ほっぺた
ちくわ
舌
竹
歯・歯茎・顎
骨格
自分の体でイメージしてみよう！
竹ちくわでイメージトレーニング
内臓
肛門

しかし、平井氏にしろ、秋保氏にしろ、石塚氏にしろ、いつまでも同じ段階にとどまってはいない。本書では、最も更新された方法（２０２４年4月現在）を紹介する。今後どんどん更新されるだろう。でも、基本は変わらないはずだ。

丁寧な舌はがし方法には、10段階がある。本書で紹介する舌はがし方法は、秋保氏が薦める方法である。なにも10段階すべてしなくてもいい。とはいえ、物事は段階を踏んで進むほうがいいので、とりあえずすべての段階を試みてください。

その前に注意。まずは、口腔内をさわるので衛生上ビニール手袋を用意する。立てることができる鏡も用意するといい。自分の舌はがし作業を確かめることができるように。乳幼児の場合は、自分で舌はがしをすることはできないので、養育者がしてあげてください。

舌はがし施術は、こつこつ続けることが大事だ。平井氏によると、舌はがし施術をしても、生後3日ぐらいまでの赤ちゃんなら泣かないそうだ。それ以降だと大泣きする。小学生ぐらいで、初めて舌はがし施術を受けると、舌にちょっと触れられただけで痛がる。

大人が初めてする場合は痛い。口腔内の筋肉が硬い人が多いので、最初は痛い。でも大丈夫です。じっくり試みてください。頑張る必要はありません。テキトーに試みてください。テキトーでいいのです。次頁の図（93頁でも出ました）をイメージしつつ。

舌の位置

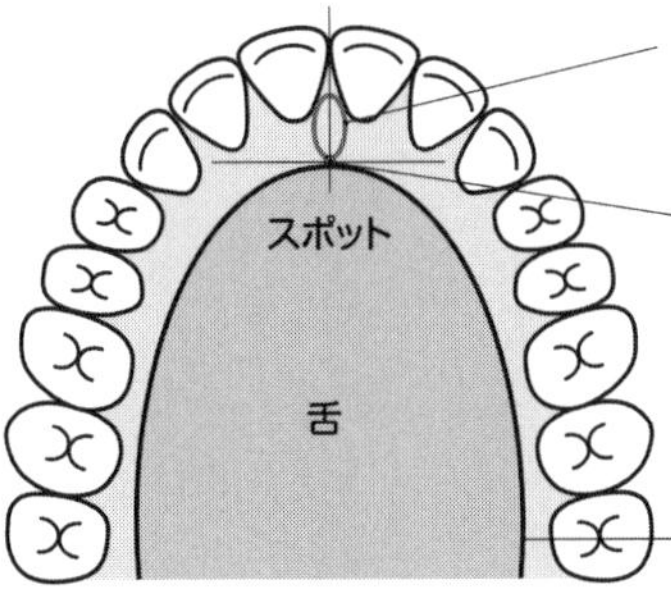
前歯と前歯の間の膨らみ
スポット
スポット
(前歯と前歯の間の膨らみ正中後ろ)
に舌先がくる
舌
舌全体を歯に当たらないように
上あごにおさめる
上あご

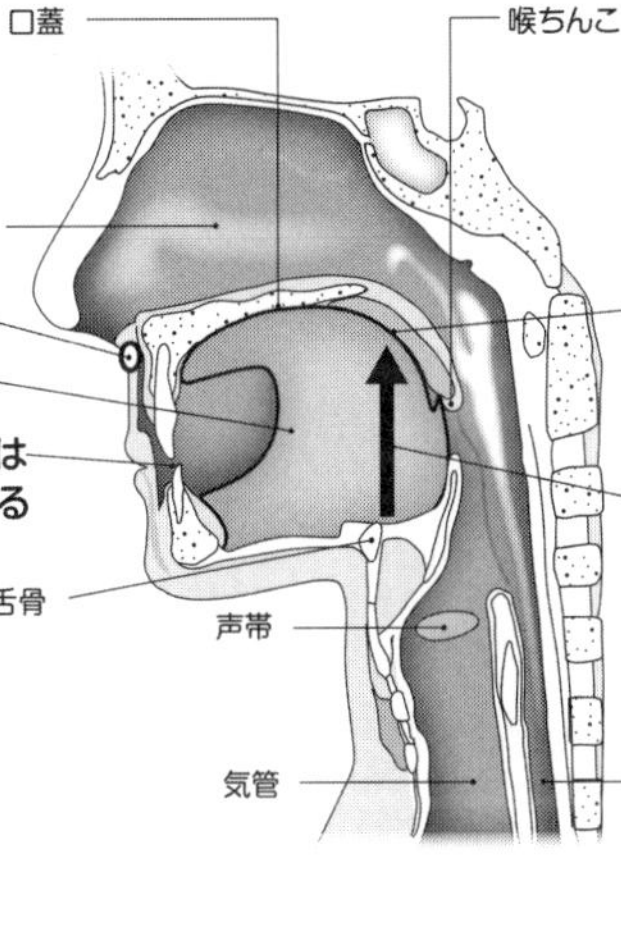
口蓋
喉ちんこ(口蓋垂)
鼻腔
鼻の下を
5mm 下げる
舌の奥から上顎に
ペタっと着く
舌
上の歯と下の歯の間は
常に 5mm 空いている
(安静空隙)
舌根は垂直に立つ
舌骨
声帯
気管
食道

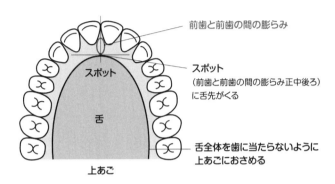

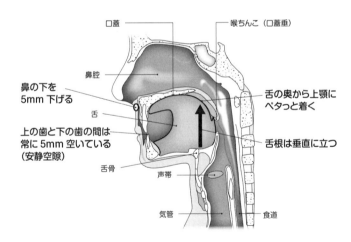

第6段階までは、舌と下顎の癒着をはがすための準備運動だ。準備運動が必要なほどに、口腔内は硬直していて、意外と口を大きく開けることができない。口を大きく開けることができないと、舌はがし（舌と下顎の癒着を取ること）ができない。

5・2 第1段階はうなじを伸ばし、てっぺん吊り【図1】

まず、うなじ付近の髪の毛や皮膚を引き上げる。空に向かって吊り上げるように。20秒から30秒くらいの間。それから、頭のてっぺんの髪の毛や皮膚をつまみ上げる。20秒から30秒くらいの間。

目標は目と耳のラインを一直線にすること。つむじはてっぺんを目指す。

鼻の穴は真下を向くようにする。顎は上げない。脳を水平にするためである。脳を支え脳を水平に保つのが舌の機能なので、まず脳が水平になっている感じを得る。平井氏によると、日本人ほどやたらに頭を動かす「種族」はいないそうであるが。

平井氏は、目の位置よりも耳が目立って高く頭部についていたり、目立って低くついているのは、脳が水平に保たれていない程度が高いと推測している。「確証もないしデータ

1 うなじ伸ばし・てっぺん吊り

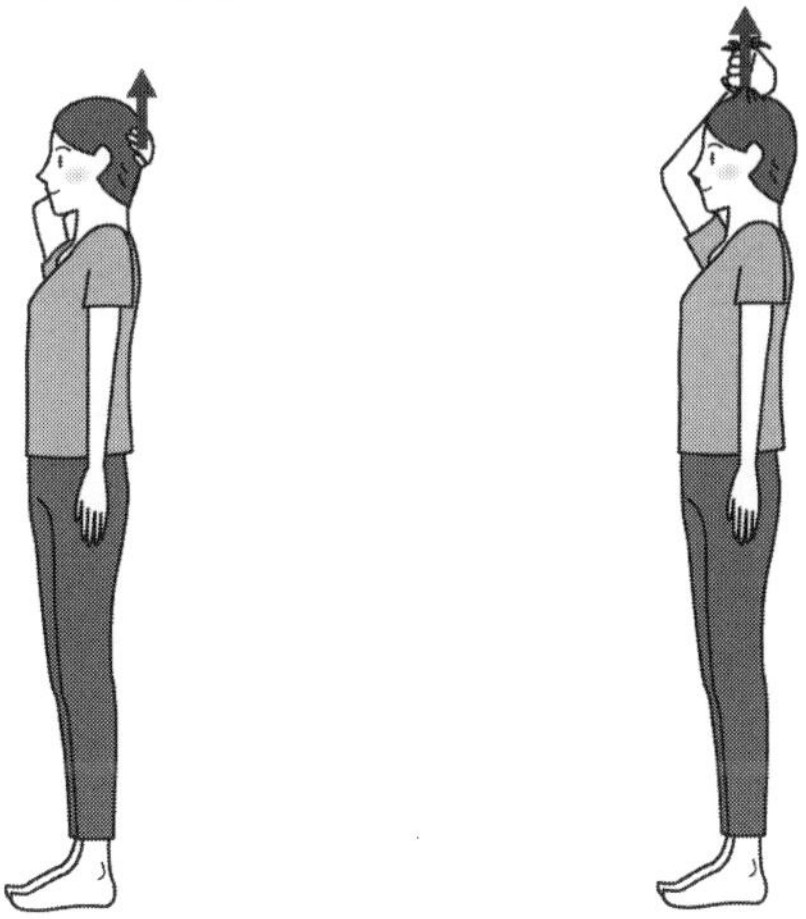

①うなじ付近の
髪の毛や皮ふを
引き上げる
(20～30 秒)

②頭のてっぺんの
髪の毛や皮ふを
つまみ上げる
(20～30 秒)

※足踏みしながらやると、軽くなるのを実感できます。

目標

- 目と耳のラインを一直線にする
- つむじはてっぺんを目指す
- 鼻の穴は真下を向く

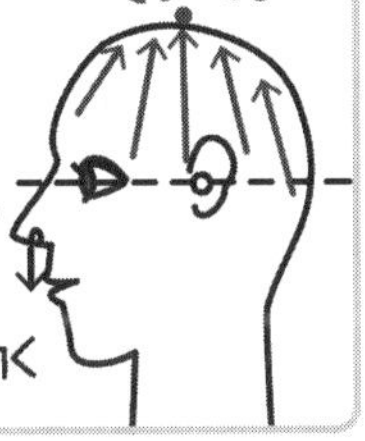

目的

舌の通り道が
一直線になって
舌が上がりやすく
なる

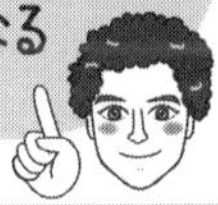

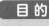

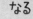

もないけれども」と断りつつ、耳の位置と目の位置の段差が激しい人物は、かなり偏った物の見方をする傾向があると推測している。

この動作の目的は、舌の通り道が一直線になって舌が上がりやすくなることだ。

5・3 第2段階は下顎を落とす【図2】

次は、下の奥歯の奥の歯ぐきを左右同時に真下に軽く軽く叩く。この動作の目的は、下顎を水平に下げて、食いしばりを減らすことにある。

5・4 第3段階はツボを軽くさわる（押すのではない）【図3】

まず、右手の人差し指を口腔内に入れ、右の上顎の骨と下顎の骨の間にある隙間に入れる。左手の人差し指を口腔内に入れて、左の上顎の骨と下顎の骨の間にある隙間に入れる。左右同時に軽くさわる（20秒以上）。

次に、右手の人差し指を口腔内に入れて、右の上下の奥歯の奥の壁を軽く触れる。同時

2 下顎落とし

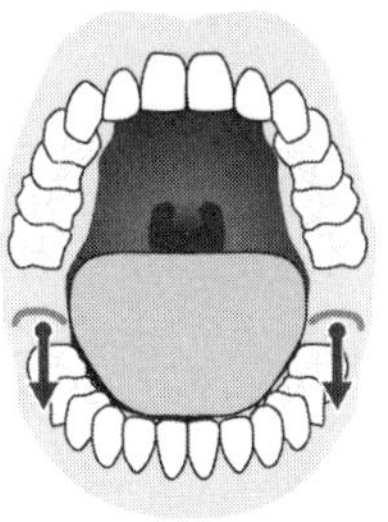

下の奥歯の奥の歯ぐきを軽く左右同時に真下にタップする
(10回)

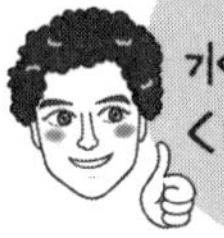

目的
下顎を
水平に下げ
くいしばりを
減らす

3 ツボ触り

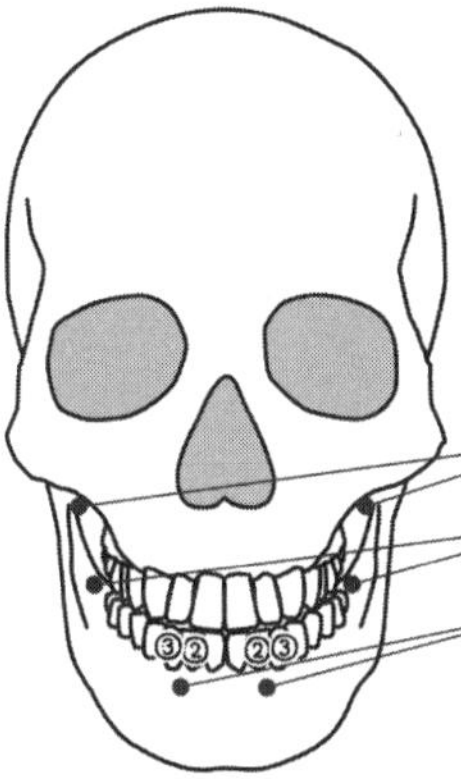

ツボ押しではなく
左右同時に軽くさわる
(各20秒以上)

1 上顎骨と下顎骨の隙間
2 上と下の奥歯の奥の壁
3 下の歯②③の間の歯ぐき

※どのツボも、くいしばっていても触れます。

1の目標
左右の隙間が同じになる

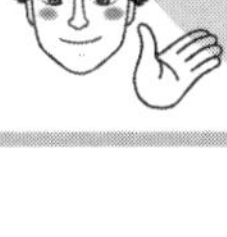

目的
左右の
バランスが整い
くいしばりが減り
口が大きく開く

に左手の人差し指を口腔内に入れて、左の上下の奥歯の奥の壁を軽く触れる（20秒以上）。

下の歯の前歯2本のすぐ外側の左右2本の歯の間の歯ぐきを、左右同時に軽く触れる（20秒以上）。

この動作の目標は、左右の隙間を同じにすることだ。歯は触れれば移動する。前歯2本の間に隙間がある人がいるが、歯をさわっていると、しだいにその隙間がとれて歯並びが整う。力を入れずに軽くさわるのがポイントだ。

この動作の目的は、左右のバランスを整えて、食いしばりを減らし、口を大きく開くことだ。あなたは、口を大きく開けることなど簡単だと思うかもしれない。やってみてください。意外と口腔内が硬直していて、口を大きく開けることができないから。

5・5 第4段階は口周りの筋肉をはがしほぐす【図4】

歯ぐきと口腔内の筋肉の境目を広げる。鼻の下、頬っぺた、顎の筋肉をほぐす。これらの動作は人差し指の背を使うと良い。これ、けっこう難しいです。

この動作の目標は、口腔内を広げることだ。前述したように、私たちは、自分でも意外

4 口周りの筋肉はがし・ほぐし

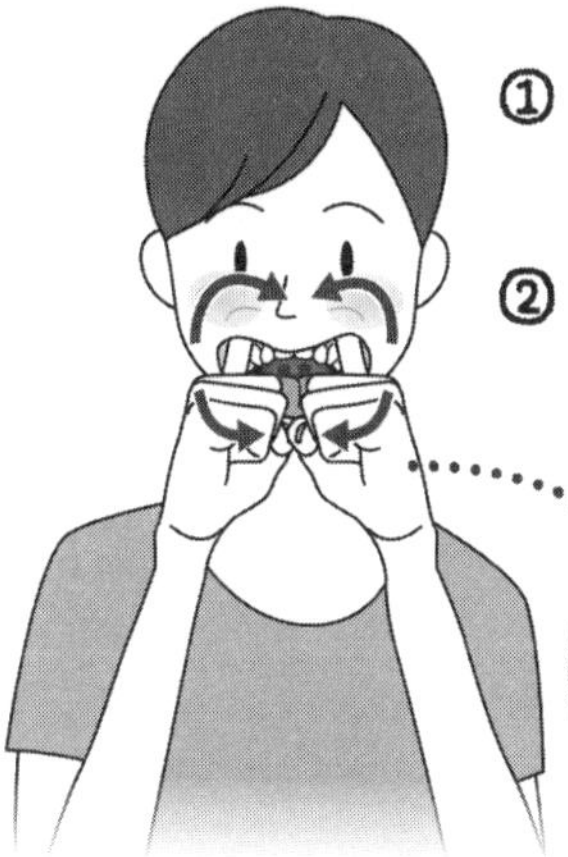

① 歯ぐきと筋肉の境目を広げていく

② 鼻の下、ほっぺた、顎の筋肉をほぐす

目標

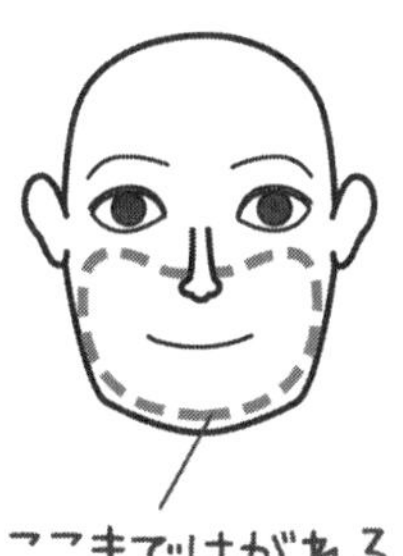

目的

口周りの筋肉だけでなく体全体の筋肉が程よく緩む

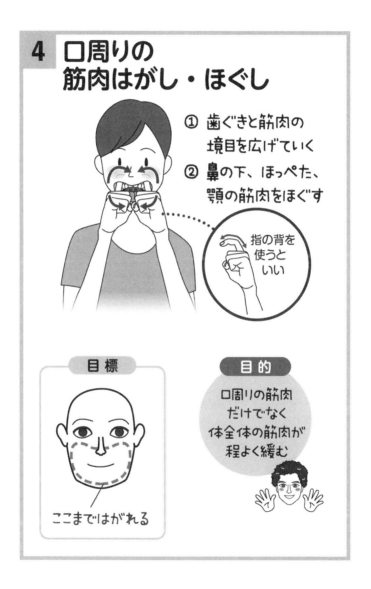

なほどに口を大きく開けることができない。それは唇と歯ぐきが癒着しているから。舌と下顎の癒着を取るには、まずは唇と歯ぐきの癒着を取る。そうすることによって口腔内を広げないと、舌はがしができない。

この動作の目的は、口周りの筋肉だけではなく、身体全体の筋肉を程よく緩ませることにもある。口周りの筋肉が緩むと、身体全体の筋肉も緩むのです。

5・6　第5段階は顎を広げて歯ぐきを立てる【図5】

顎の形がU字になるように前歯から広げる。歯根を覆う以上に歯ぐきが太くならないよう歯ぐきを細くしながら歯を深く垂直に立てる。

両手の指で顎の内側を引っかけて、顎がたわむところまで軽く左右同時に顎を広げる。決して力任せにしない。右の人差し指を上の歯ぐきの右側の奥まで入れ、左の人差し指を上の歯ぐきの左側の奥まで入れ、それぞれの指がスポリと入る点まで入れて、そこから口腔内から頬の内側をゆっくり伸ばしながら拡張していく。

この動作の目標は、顎をU字にすることだ。歯ぐきから歯を垂直に立てることも目標だ。

5 顎広げ、歯ぐき立て

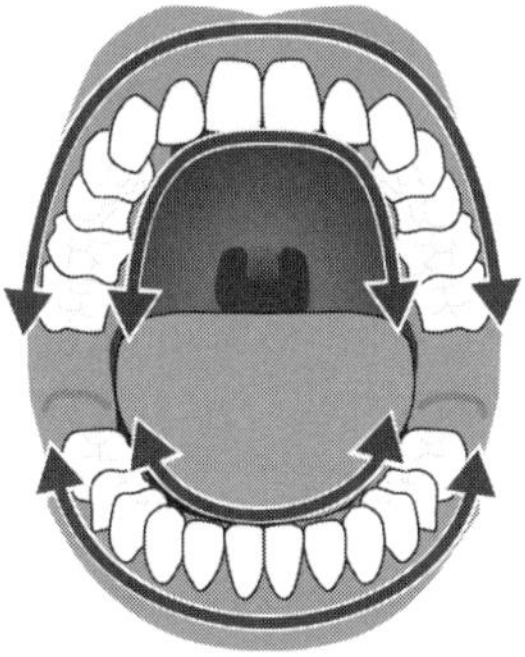

① 顎の形がU字になるように前歯から広げる

② 歯根をおおう以上に歯ぐきが太くならないよう
歯ぐきを細くしながら歯を深く垂直に立てる

③ 両手の指で顎の内側を引っかけて
顎がたわむところまで
軽く左右同時に顎を広げる
※決して力まかせにしない！

目標

- 顎はU字
- 歯ぐきから歯を垂直に立てる
- 口蓋を深くて広いドーム状にする

目的

顎の形を整える（歯ならび）

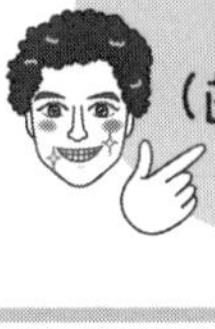

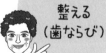

上口蓋を深いドーム状に広げることも目標だ。

歯と歯ぐきが垂直に歯列が立派なU字型になるように、歯槽骨《しそうこつ》（顎骨の骨体部と歯牙《しが》を結ぶ骨で歯槽突起《しそうとっき》とも言う）部分を指で形取っていく。この際、絶対に歯を押してはいけない。歯は横からの力に弱く、すぐに抜けてしまったりする。

この動作の目的は、顎の形を整えることにある。乳児の場合は、歯並びを良くできる。上顎の型は、幼児期はV字型だが、だんだんと成人するにつれてU字型になる。「舌」が上顎を「推進」するので、上顎が拡張される。

しかし、ほとんど誰も、そう教えられていない。そういう知識が共有されていない。だから、歯並びの悪さは生まれつきのものという間違った考え方がはびこっている。歯並びの悪さは、顎を広げ歯ぐきを立てれば、防ぐことができるし是正もできる。

5・7　第6段階は舌をほぐす【図6】

左右の手でこぶしを作り、そのこぶしの指の背で、下顎の裏側を外から（顎と喉の間）舌を押し上げるように舌をマッサージする。喉や首筋をさわりながら舌をつまんでほぐす。

6　舌ほぐし

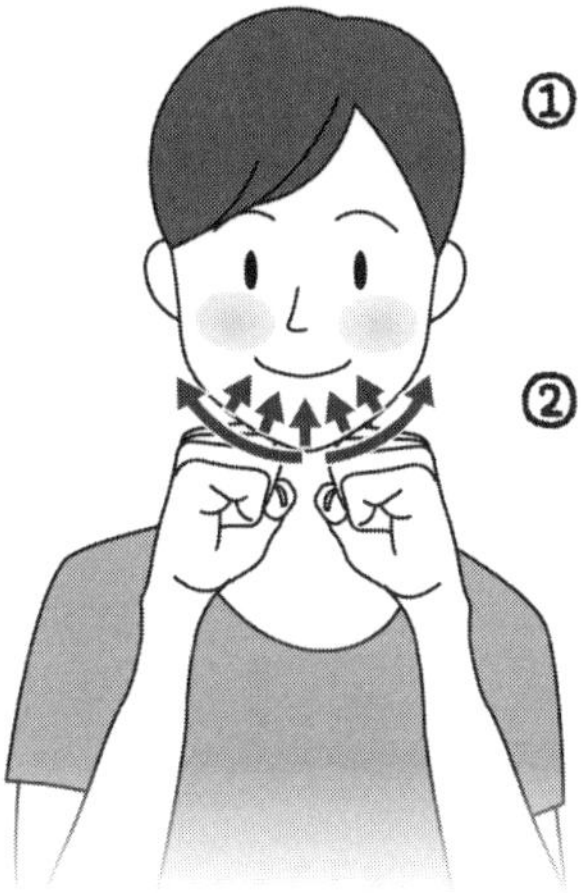

① 下顎の裏側を外から舌を押し上げるようにマッサージ

② 喉や首筋を触りながら舌をつまんでほぐす

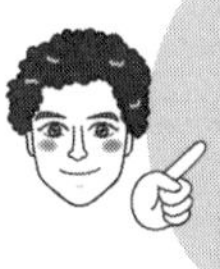

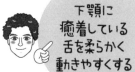

目的

下顎に
癒着している
舌を柔らかく
動きやすくする

この動作の目的は、下顎に癒着している舌を柔らかく動きやすくすることだ。

5・8 第7段階は、いよいよ舌はがし！【図7】

舌の裏側に硬結《こうけつ》（柔らかい組織が、充血や炎症などで硬くなってしまうこと）やたわみがなくなるように、指でマッサージする。

舌の裏側には真ん中に「舌下小帯《ぜっかしょうたい》」という垂直のスジがある。その舌下小帯の両サイドから指を入れて、下顎から舌をはがすように内側に向かってマッサージする。

それから、舌を持ち上げるように上に向かってマッサージする。

次に、舌を上顎（上口蓋）につけるようにマッサージする。

これらのマッサージは両指でしてもいいが、片側ずつでもいい。最初は、けっこう痛いです。

この動作の目標は、舌の裏を全部ピンク色にすることだ。舌の裏側が紫色になっているのは鬱血《うっけつ》しているから。舌の裏側が白っぽい場合は虚血状態。

しかし、マッサージするうちに舌の裏側の血行が良くなる。舌の裏側の色が綺麗なピン

7 舌はがし

舌の裏側にたわみがなくなるように
イラストの①②③順番で
舌の裏をマッサージします。

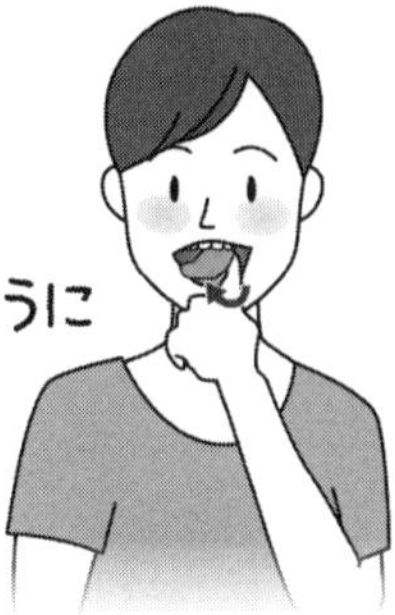

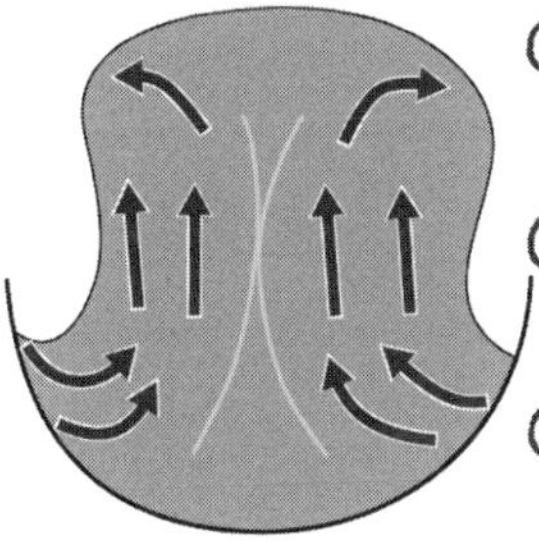

③ 舌を上顎（上口蓋）に
付けるようにマッサージ

② 舌を持ち上げるように
上に向かってマッサージ

① 下顎から舌をはがすように
内側にマッサージ

※片側ずつでOK!

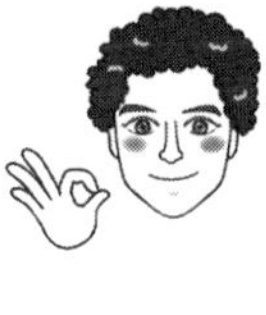

目標

舌の裏は全部ピンク色

舌の下をのどまで
指が通る

ク色になる。舌を上顎に上げて舌の裏側を確認することを習慣にしよう。舌の裏側を、いつもきれいなピンク色に保持しよう。

この動作の目標はもうひとつある。舌の下を喉まで指が通るようにすることだ。舌の裏の奥の左右両側両端が邪魔をして、指が喉まで通らないことが多い。それは、舌の裏の奥の左右両側両端が下顎と癒着しているから。

ここの癒着をはがすのは、そうそう簡単なことではない。気長に続けましょう。これはなかなか難しい。私はいまだにできていないです。

5・9　第8段階は舌をつまみ上げる【図8】

両方の人差し指で舌の裏の中心を、できるだけ奥までつまみ、舌が上口蓋にペタリと着くように奥から上げる。舌下小帯の付け根をつまみ、奥を押し上げる。最初は親指でもいい。人差し指ですると、舌の奥まで持ち上げることができる。これも少し痛い。

この動作の目的は、舌を引っぱり上げ、口から先（内臓）などの癒着を取ることだ。

8　舌つまみ上げ

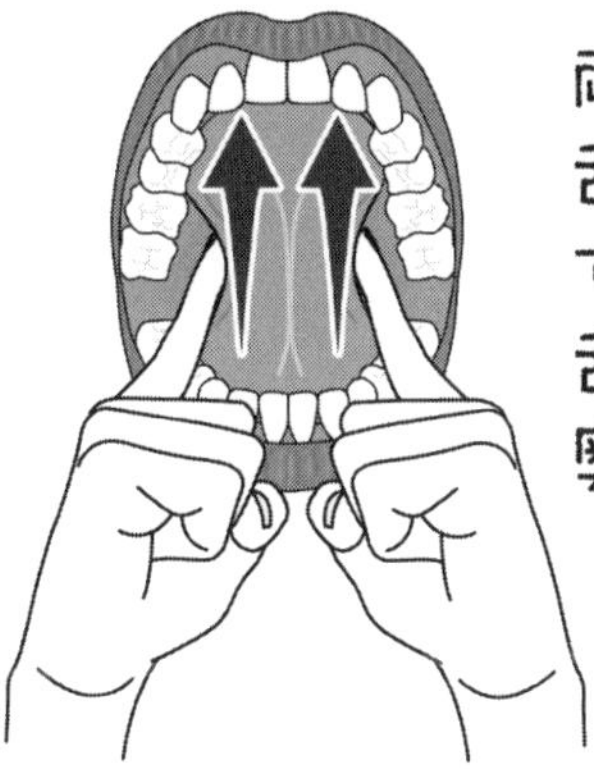

両方の人差し指で
舌の裏の中心を
できるだけ奥までつまみ
舌を口蓋にペタリと着くよう
奥から上げる

最初は親指でも OK
人差し指ですると舌の奥まで持ち上げられる

目的

舌を引っぱり上げ
口から先（内臓など）
の癒着を取る

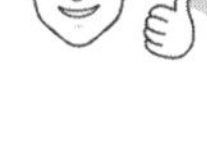

5・10 第9段階は舌《ベロ》トントン【図9】

舌がすべり出ないように下顎の歯列の内側に舌をすべて入れ、舌をトントンと指でタップする。軽くリズミカルに叩く。舌をトントンした時に、痛いところや、固いところ、力なくブヨブヨしているところを重点的にタップする。このときに吐き気を感じるのは、大きな癒着が取れたから。ゲッとなるのはいいことなのだ。

舌は「推す」筋肉なので真上を推さなければならない。吸啜反射も学習できずに育つと、歯を推して出っ歯になったり、骨を推して顎が出たりする。真上を推し上げることができるように真上からもタッピングする。

この動作の目標は、舌を奥から真上に上げることだ。この動作の目的は、舌を上げることによる舌から先（奥と言うべきか）の癒着取りだ。

口を大きく開けた時に口蓋垂《こうがいすい》（喉チンコ）が見えるのが理想なのだ。理想は理想です。理想どおりでなくていいです。平井氏自身が「油断すると舌が下がるなあ」と言っているぐらいですから。

9 舌トントン

舌がすべり出ないように下顎の内側に
舌を全て入れ、 舌をトントンタップする。
舌をトントンした時に
痛いところ・固いところ・
力なくぶよぶよしている
ところを重点的にタップ
する。

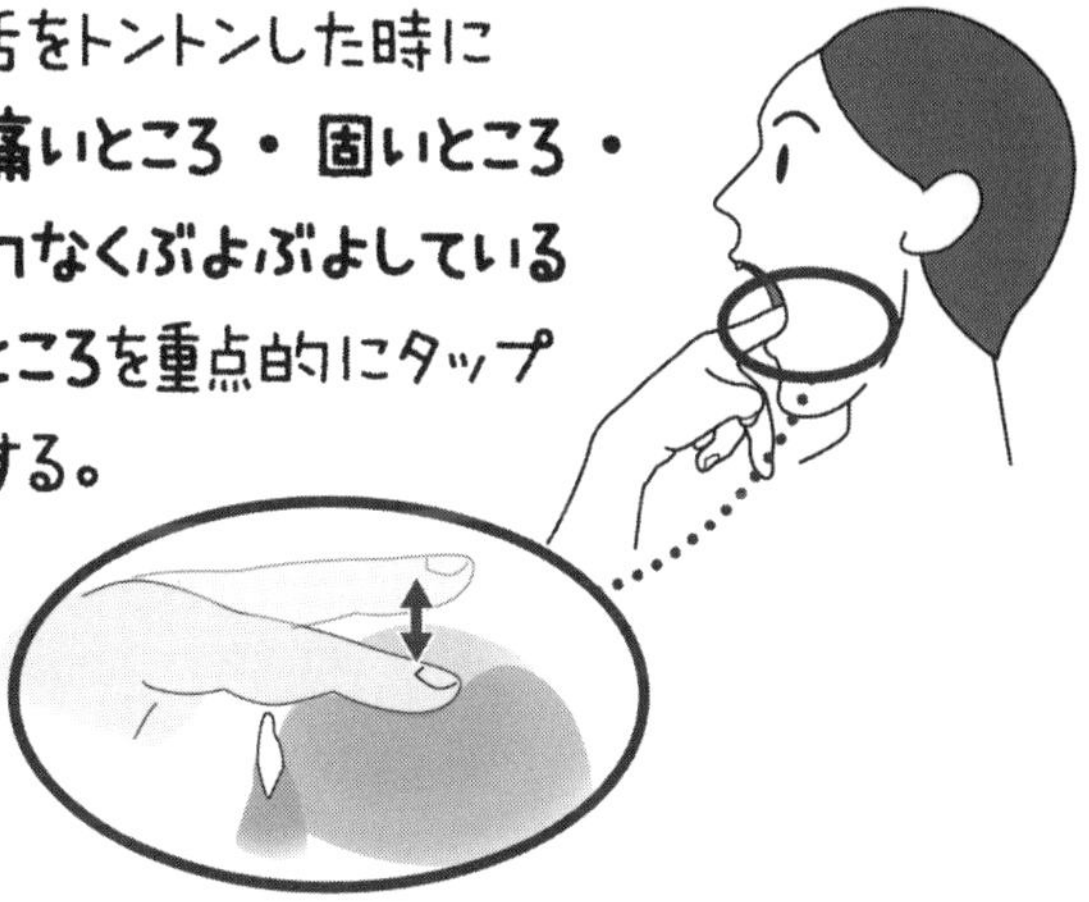

※ウェーっとえづくのは
大きな癒着が外れたことになります。

目標

舌を奥から真上に
上げる

目的

内臓チェック
※本書 P.163 参照
舌が上がることにより
舌から先の癒着が
取れる

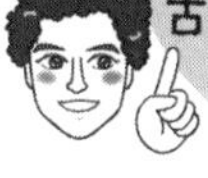

5・11　第10段階は舌プレス【図10】

舌がすべり出ないように下顎の歯列の内側に舌をすべて入れる。下顎の歯列の内側に収めた舌の先を指で押し付ける。押し付けた指を、舌の筋力だけで持ち上げる。これを前・中央部・奥と順に3回繰り返す。顎の力は使わない。

この「舌プレス」は、指ではなく、市販の木製舌圧子《ぜつあつし》を使用するのもいい。舌圧子は楽天やAmazonで販売している。木や竹やプラスチックのスプーンでも良い。ステンレスなどの金属はダメ。舌の力が衰える。舌はがしや口腔拡張に、指ではなくストレッチオーラルを使っても良い。

この動作の目標は、舌を奥から真上に上げることだ。舌の筋力を上げることだ。

以上が、(今のところの)舌はがしの方法である。「今のところ」と書くのは、何度も書くが、平井氏も秋保氏も、どんどんもっと効果的な方法を考案するからである。

10 舌プレス

舌がすべり出ないように下顎の内側に
舌を全て入れ、舌の前・中・奥に分けて
指で真下に押し、その指を舌だけの筋力で
推し上げる。（顎の力を使わない）

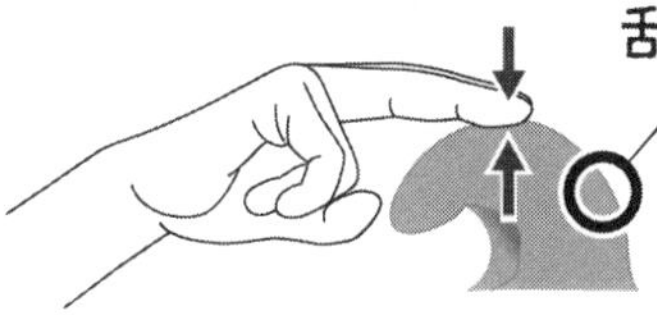
舌の奥を上げるには
ココをプレスすると
効果的！

※舌トントンや舌プレスを
木やプラスチック素材のスプーンなどでする
ことも可能ですが、金属のスプーンなどで行うと
舌の力は萎えます。

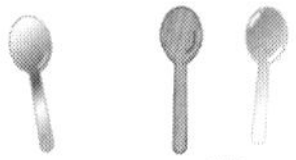

NG × ○ OK

目標

舌を奥から
真上に上げる

目的

舌の筋力UP

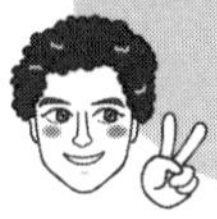

5・12 舌はがしと舌上げは生きている限り続けよう

この10段階の手順は、いかにも面倒くさそうだ。実際に慣れるまでは面倒くさい。慣れても面倒くさい。しかし、口腔内を広げると解放感がある。「破顔一笑《はがんいっしょう》」という言葉があるが、さっと破顔一笑できるようになる。がはははは。

私が舌はがしや舌上げをしなかった頃は、破顔一笑したつもりでも、唇が強張《こわば》っている感じがあった。唇が切れそうな感じがあった。何か不自由な窮屈さを口周辺に感じたものだった。

舌はがしや舌上げをしなくても、指を口腔内に入れて、歯ぐきや頬の裏側の筋肉をマッサージするだけでも、顔の下半分の筋肉がゆるみ柔らかくなり、気持ちが良い。

私自身は、入浴時に湯船の中で、この「舌はがしと舌上げ方法」全10段階のうち第7段階「舌はがし」と第8段階「舌つまみ上げ」しかしない。全部するのは面倒くさいから。でも、第7段階「舌はがし」と第8段階「舌つまみ上げ」だけでも、実践すれば確かに舌がしっかり上顎につき、上顎を推進する感じがする。翌日は快便となる。ほんとですよ。

私が舌はがしを知ったのは64歳のときであったので、やはり身体機能が硬直化している。なかなか舌がはがれず、舌が上がらない。今でも私の舌は十分にはがれていない。上がってもいない。

熱心に勤勉に毎日試みているわけではないので、無理もない。それでも、まったくしないよりはましだ。さぼると舌が下がる。舌が歯に当たり不快になる。舌はがしと舌上げに終わりはない。

平井氏によると、気が向いたら、上を向いて舌先を天につけるような気持で、口蓋垂《こうがいすい》（喉チンコ）から舌を突き出すような動作を繰り返してみるといいそうだ。そうして反時計回りに舌を回転させると、身体の捻れがほどけるそうだ。

この動作を励行《れいこう》すると、首の皺がとれるそうである。首の皺が取れたという証言も多い。デコルテをキレイに保つには、首の皺は大敵だ。年齢は首に出る。

私にとっては、舌先を天につけるように突き出すのは難しいし、舌を反時計回りに回転させ続けることも難しい。でも首の皺が少しでも浅くなるように、実践し続ける。傍目《はため》には、トカゲがちょろちょろと舌を突き出しているように見えるらしいが。

5・13　まとめ――舌はがしや舌上げの効能

舌はがしをして舌を上げることによる効能について、まとめを兼ねて、しつこく書く。舌はがしに舌上げから平井メソッドは始まったのだから。

■内臓を持ち上げ、内臓をあるべき位置に保持するので、体調がよくなる

内臓を持ち上げ、あるべき場所に収めると、内臓が活性化して、風邪や病気を予防できる身体になれる。舌はがしをすると便秘が改善されるのは、肛門から舌にいたる管がまっすぐになり、腸が機能しやすくなるから。舌が口腔内の下部にべたりとくっついてしまっている低位舌《ていいぜつ》の人は、身体の不調が多く便秘が多い。

■目が生き生きとパッチリ、肌も色つやが良くなりキレイになる

私は、２０１７年6月24日に平井氏の友人の岡崎友彦《おかざきともひこ》氏が院長を務める大阪市の「おかざき治療院」にて開催された「舌はがし研究会」に出席させてもらった。岡崎氏は、「武

田家甲州流整体」で知られる整体師である。

「武田家甲州流整体」というのは、あの「武田信玄」の武田家に伝わる整体術だ。戦国時代に戦闘で傷ついた兵士の身体をすみやかに正常にするための整体術である。整体師の手だけではなく、脚を利用する整体術である。簡単に言うと、クライアントの身体を踏みつけにする整体術だ。これ効きます。身長195センチの岡崎氏に最初に踏みつけられたときは仰天したが。

その研究会で、舌はがしや舌上げを治療実践に利用している大阪府泉佐野市の「石田歯科クリニック」院長の石田亮人《いしだりょうと》氏が報告をした。舌はがしをすると、老若男女問わず患者の顔立ちが締まり、目が生き生きとパッチリして、肌も色つやが良くなったという報告だった。

石田氏は、パワーポイントで、患者さんたちから了承済みの「舌はがし体験ビフォアー・アフターの比較写真」を、出席者に見せた。口をポカンと開けた薄らぼんやりとした顔つきの男子中学生が、舌はがし後には、口元も締まった「凛々《りり》しい少年」になっていた。

また、低位舌が是正できない高齢の患者に、舌が上口蓋につきやすい高さの台を作成し口腔内に入れて試してもらったら、顔立ちが生き生きとしてきた。

私自身も、舌はがしの施術を受けた直後の人の顔立ちの変化や肌の変化というものを目撃したことは何度もある。赤ちゃんでさえ、目がパッチリと開き、生き生きとした表情になる。

もちろん、誰もがびっくりするような派手な魔法のような変化が起きるわけではない。不細工が突然に美しくなるわけではない。そんな奇跡が起きるはずないでしょう。ささやかな変化です。しかし良い変化だ。ただし、その変化が永続するわけではない。舌が常に上がり脳を推進していなければ、その良い変化は保持できない。

■食いしばりが是正されて、頭痛や首や肩の凝りが消える

正常に舌全体が上顎をまっすぐ推しているのならば、歯と歯が当たることはない。「まえがき」に書いたように、上下の歯の間は「安静空隙《あんせいくうげき》」と言われ、2ミリから5ミリの空間があるのが正常である。「安静空隙」があれば、「食いしばり」や「歯ぎしり」はない。

食いしばり（clenching）とは、上下の歯をぐっと噛みしめ、合わせた歯に力が入っている状態のことだ。横方向に上下の歯をギリギリとこすり合わせるものを歯ぎしり（grinding）と呼ぶ。歯ぎしりは睡眠中に多くみられ、食いしばりは日中でも無意識に行っていること

がある。

通常、噛むときに歯には20キロから30キロの力がかかる。人体の筋肉の中で最も力がかかるのは咀嚼筋《そしゃくきん》だ。睡眠時の食いしばりには100キロ以上の力が歯にかかる。舌が上がっていない状態での睡眠中の食いしばりが原因で、歯ぐきが下がり、歯がこすり合うために割れたりする。

起床したときに、あなたの首や肩が凝っていませんか？　頭痛がしませんか？　その原因は睡眠中の食いしばりです。また、就寝中に歯が折れるというのも、原因は食いしばりである。

■咀嚼と嚥下が適切にできるようになる

舌は食物を運ぶベルトコンベアであるので、舌が上がっていないと嚥下障害が起こりやすい。誤嚥《ごえん》性《せい》肺炎も起きやすい。これは、第6章で詳しく扱います。

■鼻呼吸になる

前述の石塚ひろみ氏の『舌はがし健康法』にも書かれているように、鼻呼吸をしているつもりで、私たちは口呼吸をしている。口呼吸は口から雑菌や細菌やウイルスが入るので、歯が汚れやすい。虫歯、歯槽膿漏《しそうのうろう》、歯周病《ししゅうびょう》、気管支炎《きかんしえん》、喘息《ぜんそく》にもなりやすい。花粉症が悪化しやすい。

唇が渇くのでリップクリームで常に唇を保湿しなければならない人は、口呼吸をしている。呼吸については、第7章で詳しく扱います。

■骨盤底筋《こつばんていきん》が引き締まる

低位舌の人は尿もれや便もれになりやすい。一般的に女性は筋肉の力が弱く、高齢になると骨盤底筋が緩み切ってしまいやすい。極端な場合は、骨盤内の臓器が膣口から出てきてしまう。高齢者施設の介護士さんが、「そういうことはよくあることですよ。その場合はタオルで優しく静かに膣の中に押し戻します」とおっしゃっていた。

骨盤底筋とは、骨盤の底に位置し、骨盤内にある臓器を支えている筋肉の総称だ。恥骨・尾骨・坐骨にハンモックのように付いている。骨盤内には、子宮や膀胱や直腸などの臓器がある。そんな臓器がゾロゾロと膣から出てきたら怖い。それらを難儀しながら中に押し戻すなんて、自分ではできそうもない。

だから、舌はがしをして、舌を上げて、内臓を引き上げておくことが大事だ。内臓を収容している骨盤底筋を引き上げ続けておくことが大事だ。女性にとっては、舌をはがし上げることは、男性以上に重要なことだ。女性の人生は厳しい。

■舌と歯が当たることを回避できる

第3章で紹介した安藤正之著『原因不明の体の不調は「舌ストレス」だった』は、現代は「舌ガンになる環境が揃ってしまった」（167頁）と述べている。

安藤氏によると、現代人は噛む回数が減ることによって顎が小さくなり、口腔内が狭くなった。舌は母親の胎内で作られるので、大きさは昔から変わらない。舌の大きさは変わらないのに、口の中はどんどん小さくなってきている。歯のアーチが狭小化《きょうしょうか》している。すると常に舌は歯からの刺激を受けて緊張することになる。それを安藤医師は「舌ストレス症候群」と呼ぶ。特に歯が舌側に大きく倒れている場合は、歯が舌に当たり、舌が常に緊張する。この刺激を受け続けていると舌がんが発症する可能性が高くなる。

安藤氏の指摘する現代人の舌ガン罹患《りかん》リスクは、舌はがし、舌上げを励行《れいこう》して、常に舌全体が上顎につき上顎を推している状態が保持されれば、回避できる。歯と歯が当たらないのがいいように、歯と舌も当たらないほうがいい。

■滑舌が良くなる

良好なコミュニケーション能力を保持するためにも、舌をはがし上げておくべきだ。滑舌が悪くて何を言っているかわからない人間を相手にするのは面倒くさいので、滑舌が悪いと話し相手に不自由することになるかもしれない。

5・14 なぜ舌はがし舌上げの重要性が常識になっていないのか?

読者のみなさんは、「こんな効能ばかりで、しかも無料でできるし、薬品も無用なので副作用もない健康法や美容法が、21世紀になっても、なぜ多くの人々の常識になっていないのか?」と不思議に思うに違いない。

また、赤ちゃんをまっすぐに「垂直抱き＝縦抱き」する授乳姿勢こそが、赤ちゃんの舌はがしがされ、赤ちゃんの舌が常時上がっていることを可能にするのに、どうして、赤ちゃんはいつまでたっても横抱きにされるのだろうか?

どうして、いつまでたっても赤ちゃんは横から乳首を探して乳を吸うという無理な姿勢を取らされ続けるのだろうか？　そうされることによって、唇の形まで悪くされてしまうのに。

人類の歴史は長いのに、なぜこんな大切なことが広まってこなかったのか？　舌はがしや舌上げの決定的重要性が知られてこなかった理由については、平井氏は以下のように推論している。それを列挙してみる。

（1）人類の多くが舌の機能を知らないのは、舌こそ要《かなめ》であることを知った古代のある人々が、その知識を隠したから。

（2）なぜ、隠したのかといえば、古代の戦争は白兵戦《はくへいせん》（刀剣などの近接戦闘用の武器を用いた戦闘）であるから、個別の個人の兵士の肉体能力や運動能力に勝敗が依存するから、兵士を強くするために舌はがしと舌上げは秘中の秘とされたのであろう。

（3）おそらく、古代インドとか古代中国では、舌上げこそが人間の身体管理の要《かなめ》であるという知識はあったに違いない。

（4）チグリス・ユーフラテス文明やエジプト文明において、舌上げの知識があったかどうかは、わからない。

（5）舌はがしや舌上げの知識は、軍略家や武術家の間において、一子相伝《いっしそうでん》式に伝えられて現在に至っているのであろう。貴族だから、権力者だから、特権的富裕層だから、舌上げの知識が伝えられているとは言えない。なぜならば、多くの書物が第2次世界大戦で焼失してしまったから。つまり伝承が途絶えてしまっている。現代日本における貴族階級（とされる人々）の多くも舌上げができているように見えない。

（6）舌はがしによる痛みというのは、舌が下がっていることにより捻れてしまっている筋肉がそのまま硬くなって癒着《ゆちゃく》や膠着《こうちゃく》状態にあるからだ。舌に触れられると痛がる人は発育不全である。

（7）絞った雑巾のように捻れてしまった筋肉を叩いたり押したりする通常の整体の方法では、筋肉の捻れはとれない。

（8）「整復《せいふく》」というものは、舌が下がってしまっていることから生じる筋肉の捻れを解き、骨や関節や内臓を正しい位置に戻すことを目的として生み出された。優れた「整復師」による捻れた筋肉の捻れを解く施術《せじゅつ》に頼らず、自分自身で捻れない身体づくりを意識しなければいけない。その始めが、「舌はがし」であり、「舌上げ」である。

（9）舌はがしをして、舌上げしてこそ、人間の身体が捻れずに正常に機能するのだから、この意味で舌上げすることが「人間」の始まりなのではないか。

(10) どんな健康法よりも、舌全体が上顎をまっすぐ「推しあげている」状態を維持することこそ優先的にすべきことである。

(11) 乳児に授乳するときに、縦抱きで授乳することを、もっともっと広めなければならない。一般的な横抱きでは舌が機能せず、口から歪んでしまう。口腔内の発達も阻害される。そうなると、基本的には、それらは生涯治らない。だからこそ、胎児期の状態や授乳の重要性を舌の専門家である口腔内科や口腔外科や歯科から発信して、子どもの養育者や助産師への啓蒙活動を進めていただきたい。乳児時代が肝心なのだ。

☆舌はがしと舌上げの方法の動画は、YouTube の秀和システムの公式チャンネル (https://www.youtube.com/@shuwasystem_pr) で視聴できます。

第6章

適切な食べ方（咀嚼）と飲みこみ方（嚥下）

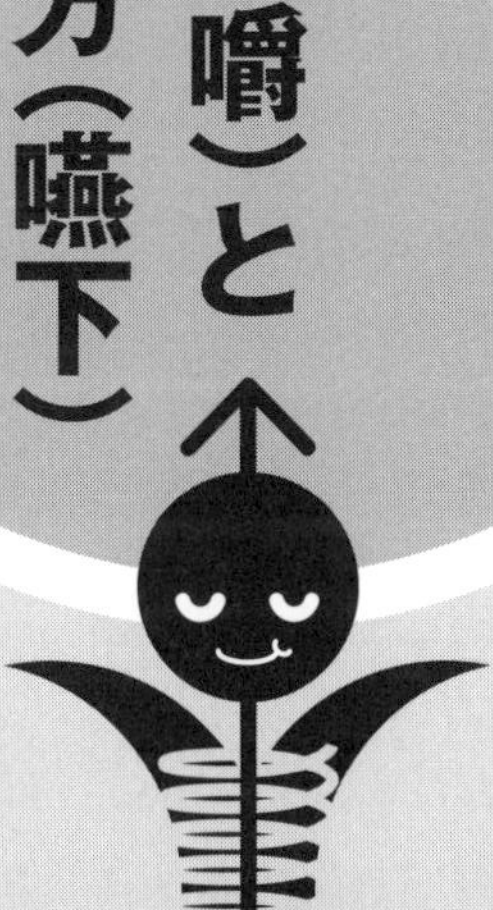

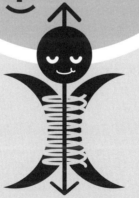

6・1　舌は内臓の状態のバロメーター

平井氏は、舌のどの部分がどの内臓と連関しているのか、自分で制作した図で説明もしてくれる。

たとえば、163頁の図が示すように、舌の先端から奥舌までの真ん中は、背骨にあたる。あなたの背骨が曲がっていると、舌がすっとまっすぐになっていない。166頁の図をごらんください。突き出した舌が曲がっていると、身体も曲がっている。

164頁の図は、上下のどの歯がどの内臓と連関しているかを示している。この図を見ていると、歯科と内科が分離しているのはまずいのではないかと思わされる。

165頁の図は、163頁の図をもっとわかりやすくしたものだ。舌の左右両端がギザギザしていると、肝臓に問題がある。私は肝臓が悪いのだが、確かに、舌の左右両端はギザギザとしていて凹んでいる部分がある。

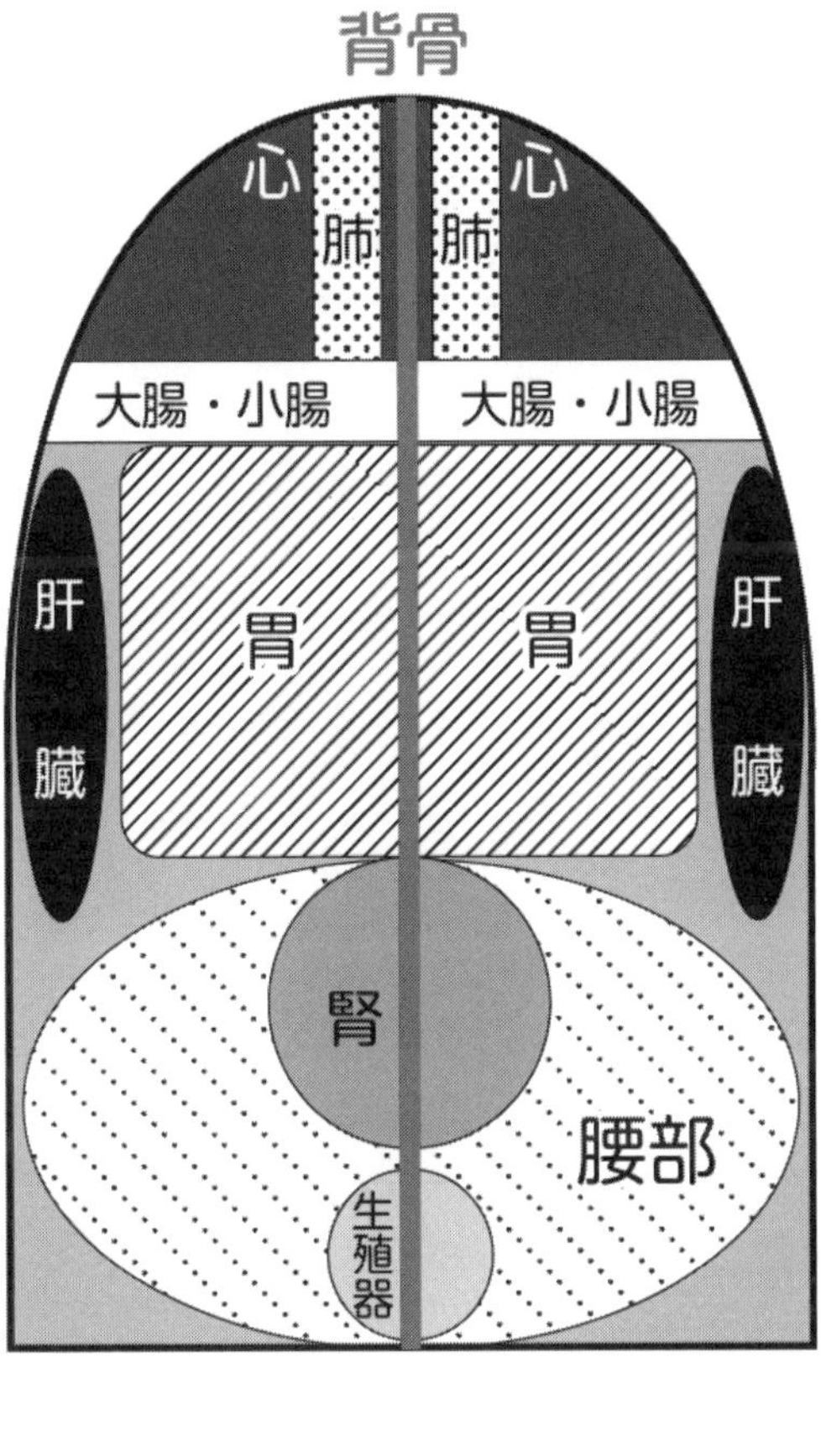
背骨
心
肺
肺
心
大腸・小腸
大腸・小腸
肝臓
胃
胃
肝臓
腎
腰部
生殖器

スパルタ七星理論的歯牙と経路の相関図

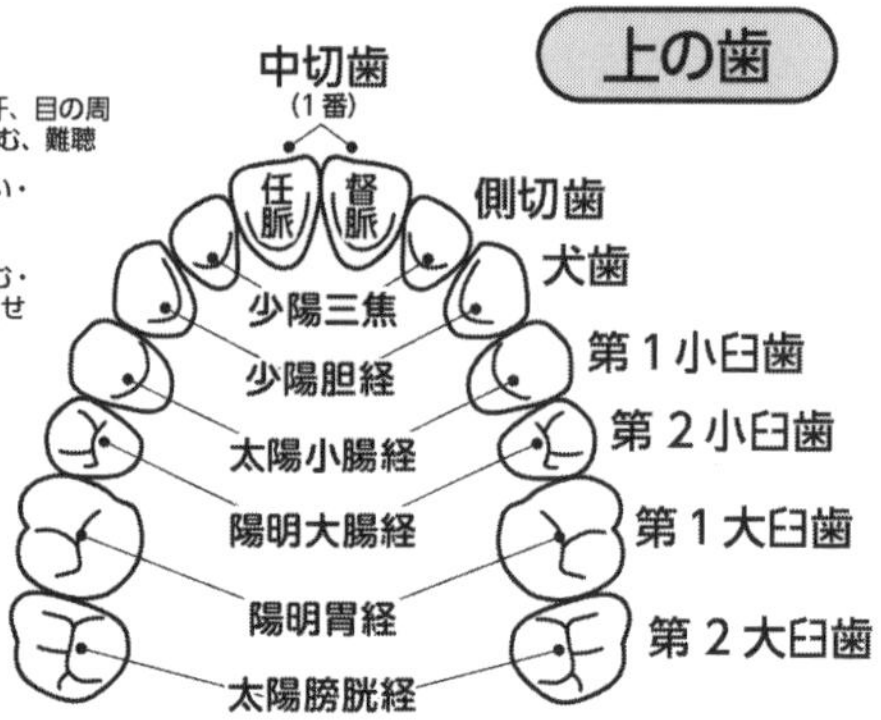

三焦：喉や頬の腫れ、多汗、目の周りが痛む、耳鳴り、耳が痛む、難聴

胆：口の中が苦しく感じる・驚きやすい・不眠頭痛・めまい・悪寒・無気力

小腸：腕が痛む・難聴・耳の周りが痛む・頬が腫れる・あごが腫れる・顔が回せない・喉の痛み・下腹部痛・下痢

大腸：歯の痛み・腕指の痛み・頸や喉の腫れ、痛み・口の渇き・鼻づまり・鼻血

胃：頭部、顔部の耳、鼻、咽頭の病症・便秘・のぼせ・鼻づまり・頭痛・目の充血・全身の皮膚トラブル

膀：消化不良・食欲不振・嘔吐・げっぷ・しゃっくり・鼻づまり・喉の腫れ・腹部の痛み・だるさ

大臼歯の奥は上下ともに指1本は入るスペースがないと咀嚼できません

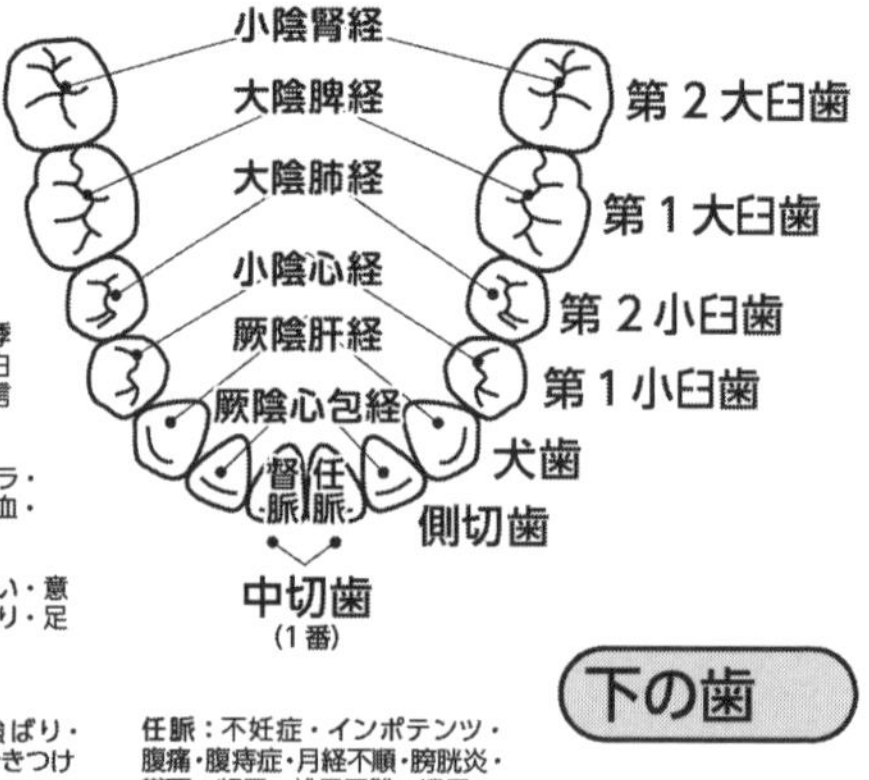

腎：食欲不振・立ちくらみ・喉の腫れ・黄疸・疲れやすい・腰痛・冷え

脾：舌がこわばるなど口や唇の異常・胃痛・吐き気・便秘・下痢・足の冷え・むくみ・疲労感・不眠

肺：気管、咽頭の病症・風邪・咳・痰・喘息

心：不眠症・健忘症・味覚異常・動悸や不眠・心痛・喉の渇き・手の汗・白目の黄ばみ・脇腹が痛む・疲労感・言語障害・意識障害

肝：悪心・嘔吐・下痢・下腹痛・イライラ・手足の痺れ・月経不順・食欲不振・充血・目眩・耳

心包：動悸・不眠・落ち着きがない・意識障害・健忘・不整脈・手のほてり・足の冷え・胸痛

督脈：主に脊柱部の強ばり・頭重感・頭痛・小児のひきつけ

任脈：不妊症・インポテンツ・腹痛・腹痔症・月経不順・膀胱炎・帯下・頻尿・排尿困難・遺尿

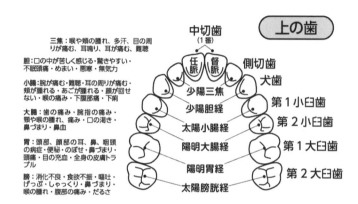

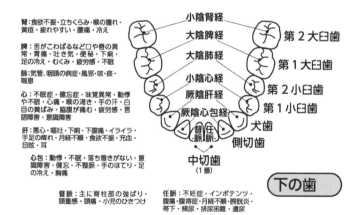

凸・濃い色は実（炎症・凝り・硬い）

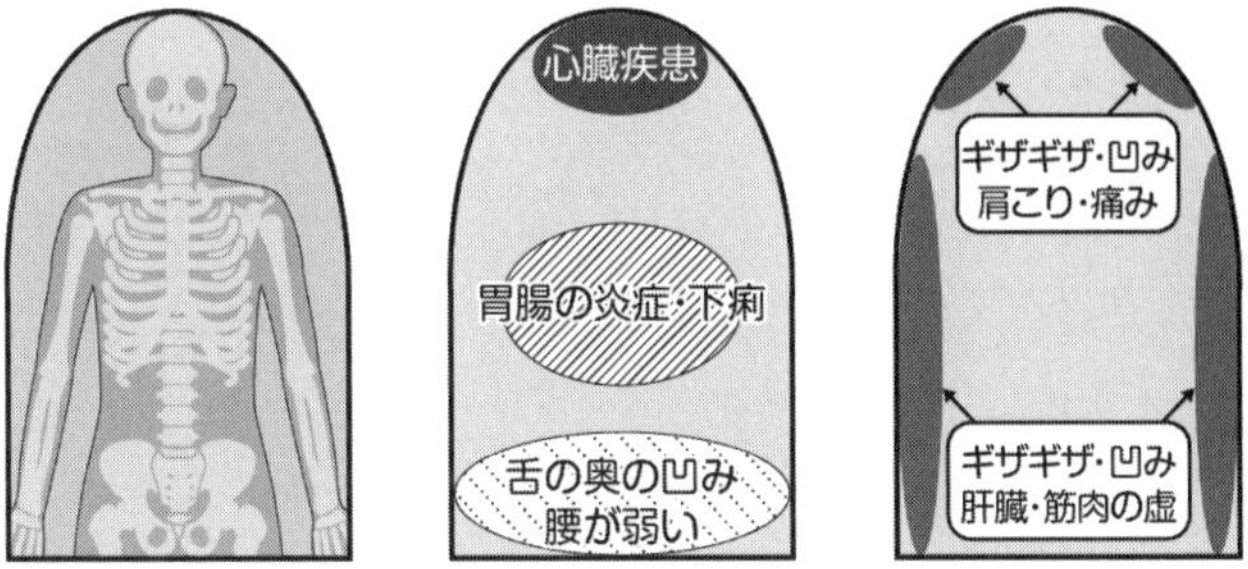

凹みは虚（弱い・少ない）

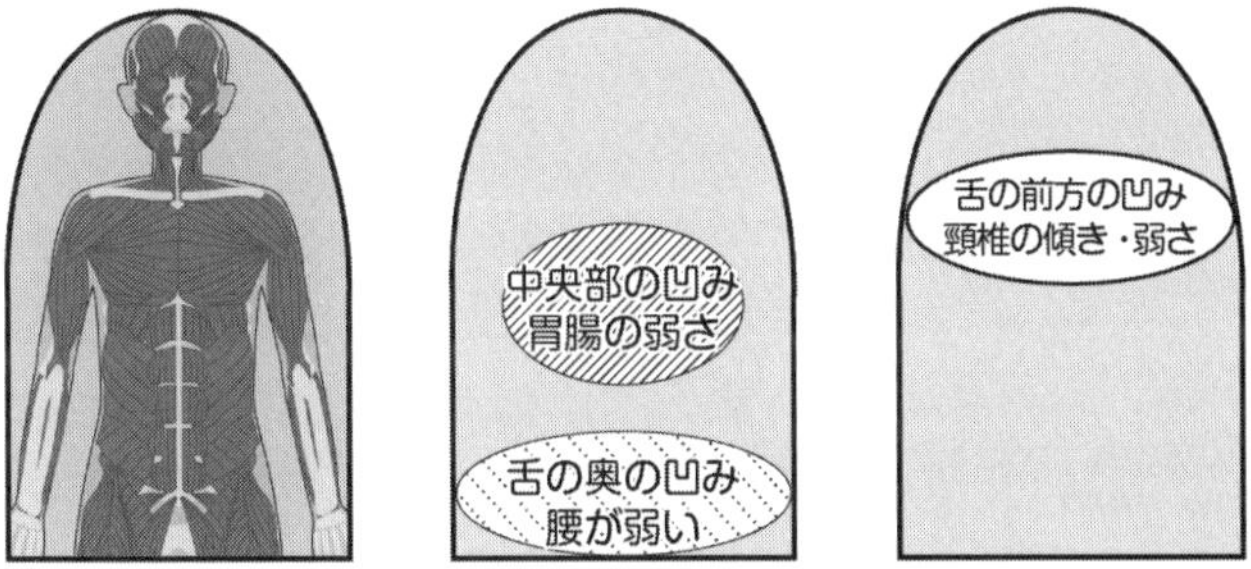

舌の中心軸は身体の中心軸 舌の曲がった方に身体も曲がっています

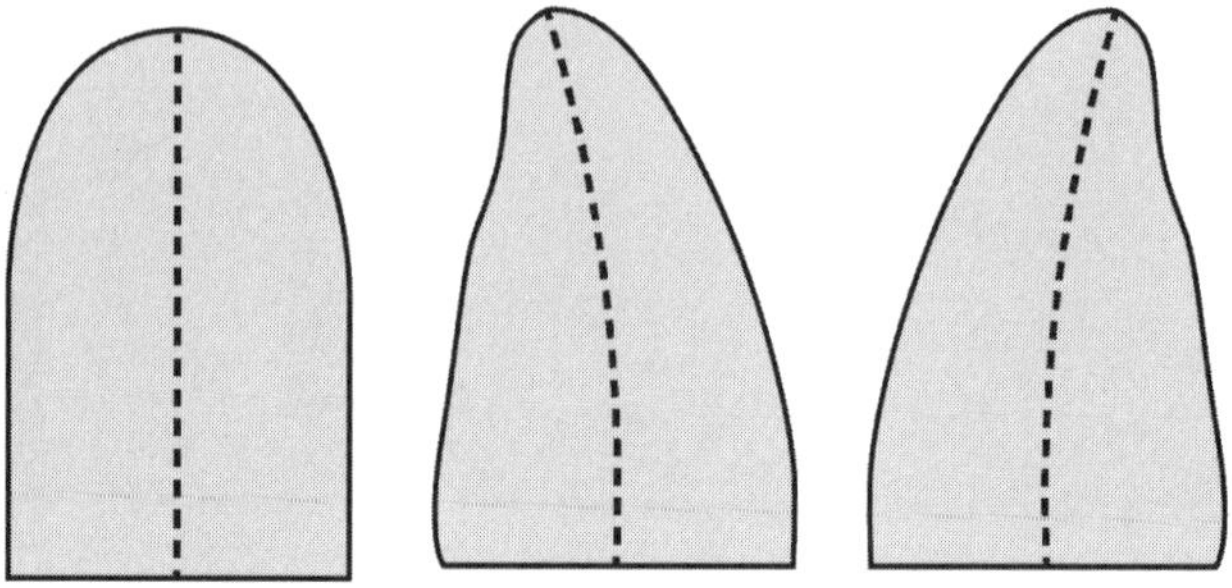

舌尖は頭部　　左に傾いている　　右に傾いている

6・2 海老蔵のお茶の飲みかた

この章では、「平井メソッド」が推奨する咀嚼法と嚥下法について書くのだが、平井氏は食事のマナーについて指摘しているのではない。平井氏は、舌の位置と機能の研究から適切な咀嚼法、嚥下法を見つけた。それを実践すれば、健康に良いだけではなく、他人にも不快感を与えず、自然にマナーにかなう食べ方や飲み方ができる。

２０１７年６月も終わりに近い頃だった。歌舞伎俳優の市川海老蔵（現13代目市川團十郎）氏と、ガンで若くして亡くなった夫人の麻央さんのことが話題になっていた頃だ。

海老蔵氏の家系は、宮尾登美子《みやおとみこ》（１９２６‐２０１４）の小説『きのね』（朝日新聞社、１９９０／新潮文庫、１９９９）の題材になっているくらいに、光もあれば陰もある。『きのね』は、かつて『朝日新聞』に連載されていた。非常に面白い小説であったし、歌舞伎の入門書にもなる小説だ。

そんなことを私がFacebookに投稿したら、平井氏が次のようなコメントを書き込んでくれた。「海老蔵はお茶の飲みかたが綺麗で、育ちの良さを感じました」と。これは、お茶を飲む動作が優雅という意味ではない。

今は放映されていないが、ペットボトルのお茶のコマーシャル・フィルムの中で、海老蔵氏はペットボトルからお茶を少しずつ飲んでいた。一度に飲み込める量だけ口に含んでいた。それから嚥下《えんげ》していた。スポーツドリンクの宣伝のようにゴクゴクゴクゴクと飲まなかった。むせるのではないかと、心配になるような飲み方はしなかった。

平井氏によると、子どものペットボトル飲料の飲みかたに大いに問題がある。子どもたちは一度に嚥下できる量だけ口に含んで、舌を使って飲み込むこと、つまり嚥下することを教えられていない。だから、ペットボトルから大量に飲料を口に入れて、それが嚥下できず、口に入った中身をペットボトルに戻したりする。だから、子どもの持つペットボトルの中には食べ物カスが浮いているそうだ。

ともかく、飲む時は、一度に飲み込める量だけ口に入れる。少しずつだ。ガボガボと大量に水分を口に入れない。

6・3 平井メソッドが推奨する咀嚼方法と嚥下方法

食べかたのマナー本はいくらでも出版されている。魚はひっくり返して身を食べちゃいけないとか、箸はウロチョロさせたりしちゃいけないとか、箸を口の中に入れて汚していいのは箸の先端3センチまでとか、懐石料理の食べ方はこうとか、フレンチはこうだ、イタリアンはこうだ、お寿司の食べ方はこうだ、ジンギスカンはこうだ、すき焼きはこうだとか。最近の食事マナー本は至れり尽くせりだ。

しかし、どんな食事マナー本にも、以下のことは書いてない。平井氏によると、以下のことが要点中の要点だ。

（1）自分の親指の爪の部分ぐらいの分量の食べ物を口の片方に入れる。

「箸先《はしさき》五分　長くて一寸！」と古来日本では言われている。「一寸」とは親指の爪の横幅のことだ。

戦前の唱歌で、作曲が田村虎蔵《たむらとらぞう》の童謡「一寸法師」（1896年）は、作詞が巌谷小波《いわやさざなみ》で「指に足りない一寸法師／小さいからだに大きな望《のぞみ》」という言葉で始まる。つまり一寸は親指に足りない。それぐらいしか箸先を汚してはいけない。

「一寸」とは3センチメートルのことだと思ってはいけない。成人男性の親指の爪の先の長さだって3センチもある人は少ない。離乳食期の乳児の親指の爪の横幅なら、当然1センチもない。現状のベビースプーンは大き過ぎる。

口に入れる食べ物の分量は、食べる人の親指の爪の先ぐらいの分量である。相当に少ないですね。「早食い」なんてしたくても、できません。
（2）右からでも左からでもいい。一番奥の奥歯で5回噛む。次にその食べ物を舌で逆側の奥歯に移動させて5回噛む。この過程を3回繰りかえす。
つまり30回の咀嚼が理想だ。できれば、食べ物を口に入れたら箸をいったん置いて、咀嚼するといい。箸を持っていると、咀嚼を終える前に、ついつい口の中に次の食べ物を持っていってしまいがちになるから。

食べるときは、きちんと一番奥の奥歯で噛む。そうなると、口の中にいっぱい食べ物を放り込めない。噛むことができる分量しか口の中に入れることができない。

すべての歯をフルに使って噛もうとすれば、大量の食べ物を口に放り込めるかもしれないと、私は自分で実験してみたが、あれは最低だ。咀嚼に忙しく、食べ物を味わうこともできず、疲れる。見た目も非常に醜い。

咀嚼は、一番奥の奥歯で噛む。リスじゃないので前歯で噛まない。しかし、だいたいの人は、一番奥の奥歯では噛まずに、奥歯の手前の歯で噛んでいる。

一番奥の奥歯で、下顎を真下に動かして咀嚼しようとすれば、口の中に入れる食べ物の量は少なくなる。そうすれば、落ち着いて食べることができる。

自然に食べ方は綺麗になる。

スルメとかビーフジャーキーとか煎餅とか干し芋とか硬いものは、咀嚼の過程で歯を傷《いた》めるので、食べ物は柔らかいものがいい。ナッツでもクルミやカシューナッツのように噛みやすいものもあれば、アーモンドのように硬いものもある。歯を傷めるような硬い食べ物は避けよう。硬い煎餅は、細かくしてから食べよう。

とはいえ、歯の状態には個人差がある。顎の発達にも差がある。身体の状態や、普段している運動の質や量も違う。左右の奥歯で交互に5回ずつ計30回咀嚼が、誰にも当てはまるということはない。それでも、基準として知っておこう。

(3) 噛んだ食べ物は、唾液と混ざってドロドロになる。それを舌の真ん中に持ってきて、舌の先から奥に向かって順々に上顎に舌を押しつけながら食べ物を運び、奥舌で上げて、食道へ高速で送る。

嚥下の「嚥」の字にはツバメ「燕」という字が入っている。平井氏によると、咀嚼された食べ物はツバメのように上がって急降下する。噛まれた食べ物は、舌の力によって順々に口の奥まで運ばれ、そこで上げられ、食道に急降下で送り込まれる。嚥下は、単に食べ物を飲み込むことではない。しっかり上がって、急に下がる。ツバメのように。

6・4　平井メソッドが薦める咀嚼法は唾液も良く出る

平井メソッド式咀嚼法だと、食べ終わるのに時間はかかるが、食べ物の味がよくわかる。唾液《だえき》もよく出る。唾液は多いほうがいい。唾液は良い働きばかりする。

唾液は、食べかすや歯に付着した歯垢《しこう》を洗い流す作用がある。細菌の増殖を抑止する抗菌作用もある。粘膜を保護する作用もある。歯の溶けたエナメル質を修復する作用もある（山本健人《やまもとたけひと》『すばらしい人体――あなたの体をめぐる知的冒険』（ダイヤモンド社、２０２１、50頁）。

甘いものを食べると虫歯になると言われるが、虫歯の原因となる細菌がショ糖を分解し、その反応で酸が産出されて歯の表面のエナメル質を溶かす（脱灰《だっかい》）。しかし、唾液がこれを修復してくれる。ただ、甘いものを食べる回数が多くなると、唾液の修復作用（再石灰化）が追いつかなくなり、歯が奥深くまで溶けて虫歯になる（50頁）。

唾液は消化液としての機能もある。唾液中にはアミラーゼという酵素があり、食べ物の中のデンプンを分解する(51頁)。唾液が少ないと、歯の汚れは取れず、口腔内は雑菌が多くなる。虫歯を自前で修復できない。

『安保徹のやさしい解体新書 ―― 免疫学からわかる病気の仕組みと謎』(実業之日本社、2014)によると、唾液は、ガンを抑制したり、老化防止にまで効果的な成分が含まれるような天然の薬だ(258頁)。

唾液を多く出すには、咀嚼だ。よく噛むことだ。食べる満足感とは噛む充実だ。満足感があるので、過食はしないですむ。

「平井メソッド」が推奨する食べ方を大人になってから身につけるには時間がかかる。私自身が空腹だったり疲れていると、口の中に入れる食べ物の量が多くなる。噛み方が雑になる。早食いになってしまう。ガツガツ食べてしまう。

咀嚼と言えば、私が気になるのは、高齢者施設などで介護者が被介護者の口元にスプーンで食べ物を持っていくことだ。自分で箸やスプーンやフォークを使って食事できない状態の病人に対して食事介助はそうするしかない。しかし、あれでは被介護者はゆっくり咀嚼できないのではないだろうか。ついつい介護者への気遣いから、充分咀嚼せずに呑み込んでしまうのではないか。

ゆっくり咀嚼するのを気長に待っていられるほど、介護者も時間が余っているわけではないことは理解できる。嚥下障害に気をつけながら細心の注意を払いながらも、ついついちょっとせわしなくスプーンを口元に持っていくしかないのかもしれない。高齢者施設の職員は常に不足しているのだから。

しかし、咀嚼も充分にしないうちに、唾液も十分に分泌しないうちに、次から次に口に食べ物を入れられる被介護者は、便秘にもなるだろうし、消化も悪いから睡眠障害も起きやすいだろう。きちんと食べたという満足感も得ることができないかもしれない。

自分のペースできちんと咀嚼でき、唾液を出し、嚥下できるということは、ほんとうにすごいことで、ありがたいことなのだ。食べる行為を雑におろそかにしてはいけない。自分の歯や舌や唾液がストライキを起こしますよ。

6・5　舌が上がっていれば適切な嚥下ができる

舌が上がってないと、上顎に常に舌全体がついていないと、適切な嚥下ができないと平

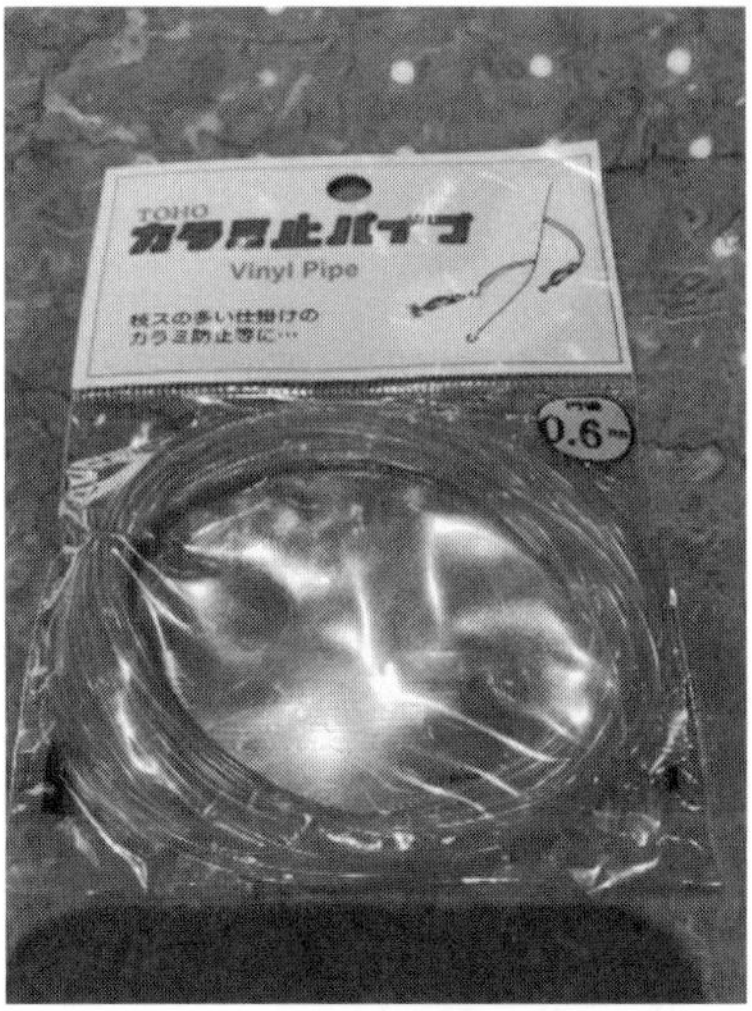
TOHO
Vinyl Pipe
0.6

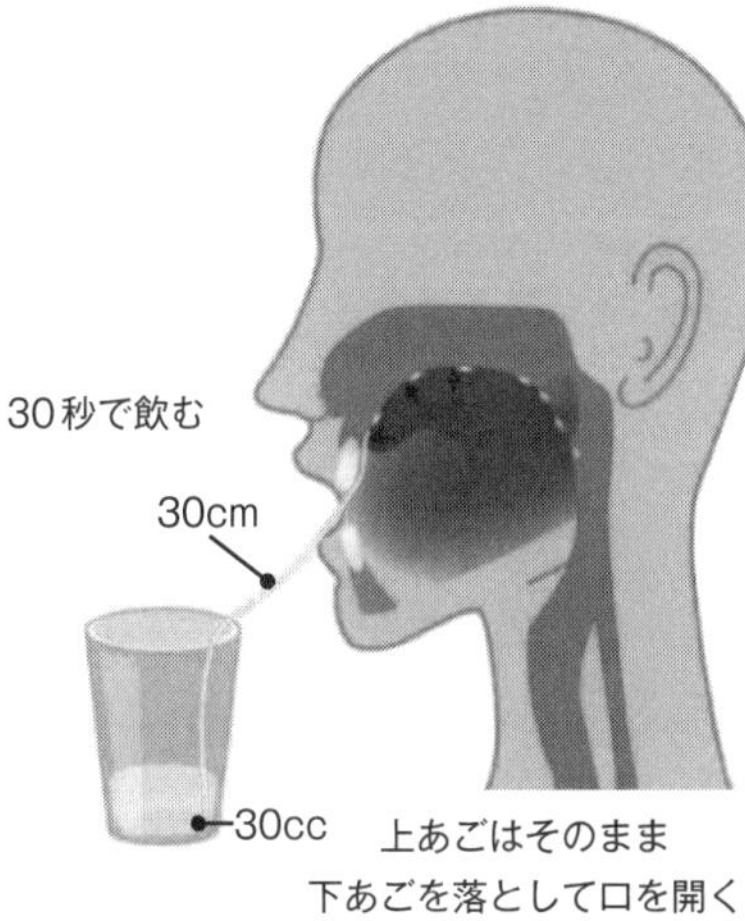
30秒で飲む
30cm
30cc
上あごはそのまま
下あごを落として口を開く

井氏は言う。

ちょっと練習しましょう。

平井氏は釣り糸のカラミ防止チューブを用意して、30ccの水の入ったコップに入れ、そのチューブから水を舌だけで吸い込み、舌の力だけで飲み込みましょうと言う。30秒以内に舌だけで飲み干しましょうと言う。前頁の図を参考にしてください。

それができたら、チューブを使用せずに、舌の中央部に水を溜めて、舌の力だけで喉の奥に運ぶ。ほっぺたに力を入れて水を吸い込むのではない。上顎に舌を当てたまま舌の力だけで水を吸う。舌の力だけで、吸い込んだ水を喉に送る。これが正しい嚥下の練習です。

私もやってみた。私は、そこそこできる。しかし、これがまったくできない人が多いそうである。食べ物や飲み物は、ただ喉の奥に入れて送り込めばいいわけではない。食べ物や飲み物を、舌を使って舌の力で奥舌まで運び、それから食道に急速に送る。それが嚥下であることは前にも書いた。

6・6 食事中に水分を必要とするのは嚥下ができていないから

舌を使って喉に運ぶことができないと、食事中にやたら水やお茶を飲むはめになる。舌が食べ物を喉に運べないと、水で食べ物を喉に流し込むことになるからだ。正しく嚙んで、正しく嚥下できれば、食事中に水を飲む必要はない。

そう聞いて、私はハッとした。教員時代に学生と食事会をしているとき、学生たちは食事中にやたらジュースやアルコールを飲んでいたことを思い出したのだ。1990年代ぐらいまでの学生は、そこまで食事中にやたら水分を摂っていなかったような気がする。

たとえば、私は食事前に注文した飲み物を食事中に飲むことはあまりない。食後に飲み物はたっぷり残っている。食後の飲み物は口腔内の清掃用だ。

ところが、学生は1回の食事に少なくとも3回ぐらいは飲み物を注文する。そのときは、最近の若い人は食事中に水分をよく摂るなあと私は思っただけだった。

ひょっとしたら、彼らや彼女たちは、嚥下がうまくできていないのかもしれない。飲み物で流し込まないと、食べ物を嚥下できないのかもしれない。

よく高齢者で、食べ物がうまく嚥下できないという事例を聞く。あれは、高齢のせいではないのかもしれない。実は、若い頃から嚥下がうまくできていなかったのかもしれない。水分で無理に食べ物を喉の奥に流し込んできたのかもしれない。それが、加齢で喉の筋肉も衰えてきたから、飲み物で喉に流し込むことさえもできなくなっているのかもしれない。

もし、あなたが食事中にやたら水分を摂るとしたら、嚥下をしているのではなく、水分を飲むことで食べ物を喉の奥に流し込んでいるのかもしれない。飲み物に頼らないで済むように、充分に咀嚼して、唾液を出して、食べ物をドロドロにして、舌でそのドロドロを奥に運び、奥舌でドロドロを押し上げて、食道に高速に送り込んでください。

6・7 平井メソッドの咀嚼法は便秘と過食による肥満を防ぐ

片方の奥歯で5回噛んで、もう片方の奥歯で5回噛んで、これを3往復して計30回咀嚼をすると、どうなるか。私が身をもって実験した結果と感じたことを書く。事実で真実なので、かなり尾籠《びろう》なことも書いてしまいます。あくまでも私個人の効果であるので、誰にでも同じ効果が出るとは限らないが。
(1) 間食が最低限になる。「片方の奥歯で5回噛んで、もう片方の奥歯で5回噛んで、これを3往復して計30回咀嚼」をするのが面倒なので。
(2) 便がなめらかになる。硬い便は肛門を傷つける。便秘がなくなる。

(3) 排便後の肛門の汚れがないか、少ない。
(4) 過食による体重過多が回避できる。時間をかけてよく噛むので満腹中枢が満たされるから。
(5) よく噛み味わうので、食べることができることや食べ物への感謝を感じ易くなる。

この節の最後に、前述の『舌はがし健康法』の著者の石塚ひろみ氏から私がうかがった言葉を書いておく。

「そもそも咀嚼って食べ物を噛み砕くことではないのです。咀嚼とは、噛み砕くとか、すり潰すとかの行為ではありません。食べ物を飲み込みやすい(嚥下)形状にするための工程です。そのためには唾液や舌の動きが不可欠です。それらを正しく機能させるためにも左右5回噛みが有効です。おサボりに慣れた舌や頰ではうまく食塊《しょっかい》を左右に移動できません。正しく咀嚼することができれば唾液中の消化液が活性化され、食道や胃から小腸や大腸へとつながる次の消化のプロセスのスターターになります。咀嚼と言って、ただ、ガツガツ、ガンガン噛み砕くことばかりやっていると、唾液での消化もできずスターターの合図がないから胃の消化液等も分泌されにくく、結果、消化不良を起こしやすくなります」

あくまでも飲み込みやすいドロドロの状態になるように唾液を出し、食べ物を歯で軽く噛むことを丁寧に繰り返すことが咀嚼なのだ。ただし、咀嚼、咀嚼と意識的になるあまりに、歯に無駄な力をかけてはいけない。

6・8 番外編――乳酸菌WB21で口腔内の善玉菌を増やす！

ここでは、咀嚼や嚥下とは直接的に関係ないが、舌はがしとも舌上げとも関係ないが、口腔内問題に関して非常に有益な情報を提供したい。

治療した歯がまた悪くなるということは、多くの人々が経験している。結局、高齢になると入れ歯やインプラントになる。ちゃんと歯磨きをしてきたのに。

歯科医は、患者の虫歯を消毒して詰め物をする。歯周病の患者には、歯ぐきと歯の関係が良くなるようにプラークコントロールを教える。

しかし、あなたが一度でも虫歯になり歯周病になったら、それらは完治しない。治しても再発する。なぜならば虫歯菌とか歯周病菌を完全に抹消することはできないから。

口腔内は栄養があり湿り気があるので細菌にとっては理想的な環境だ。歯磨きをいくらしても、洗口液《せんこうえき》で洗浄しても、悪玉菌だろうが善玉菌だろうが、口腔内は菌でいっぱいになる。

殺菌剤や抗菌剤入りの歯磨き剤とか洗口液を使えばいい? そのようなことをしたら、善玉菌も殺してしまう。悪玉菌は、殺菌剤や抗菌剤に抵抗して、もっと強力になる。結果として口腔内は悪玉菌だらけになってしまう。

さらに口腔内で強力になった悪玉菌により腸内環境が悪化する。腸内に悪玉菌が増えると万病の元だ。大腸がんの元だ。便秘の元だ。肌荒れの元だ。

昔の親や祖父母は、自分が噛み砕いたものを赤ちゃんに食べさせたりしたものだった。そういう行為は、親や祖父母の口腔内にある虫歯菌や歯周病菌を赤ちゃんに伝染させると判明した。

虫歯になりやすいあなた! その原因は親や祖父母の愛だったかもしれない。しかたない。昔は、虫歯は感染症だと知られていなかったから。いくらなんでも、いまどきの若い養育者は、そんな無知なことはしないと思うのだが。

それはさておき、殺菌剤や抗菌剤に頼らない虫歯や歯周病の再発を防ぐ方法はないのだろうか? 実は、あるのだ!

この問題に関して、２０２２年8月に平井氏から、福岡市の「たなべ保存歯科」院長の田邊一成《たなべかずなり》氏によるＺｏｏｍ講義に参加することを私は薦められた。平井氏は、第2章で言及した福岡の「せき歯科医院」院長の関暁彦氏から10年ほど前に、田邊氏が開発に関わったＷＢ21配合タブレットを摂取することを薦められた。ただし、その時は試さなかった。

なぜならば、乳酸菌は多種多様であって、自分に合っていないものは摂取しても効果がないということを平井氏は知っていたからだ。菌と腸内環境には相性があり、自分の腸に合っていない菌を摂取しても意味がない。

ところが、ふと気が向いて２０２２年にＷＢ21配合タブレットを試してみた。そうしたら、これはすごい！　と実感できた。それで、田邊氏に乳酸菌ＷＢ21について話していただこうとＺｏｏｍ講義を企画した。それは実に有意義な講義だった！

田邊氏は、かつては九州大学病院に勤務していた。田邊氏は悩んでいた。患者の歯の治療をしても、すぐに悪くなるから。その頃に、雑誌『ゆほびか』で、口腔内環境が改善されると、免疫力が上がるという記事を読んだ。田邊氏は、半信半疑で試してみた。確かに、乳酸菌を配合した整腸剤を使って歯を磨くと、患者の歯周病の症状が軽減した。虫歯や歯周病にもある程度有効だと感じた。

しかし、その知見を広めるには学術的なデータが必要だ。さらに、もっと効果的な乳酸菌があるのではないかとも思った。それで、福岡歯科大学総合歯科学教授の廣藤卓雄《ひろふじたくお》教授や、北海道医療大学保存科の安田善之准《やすだよしゆき》教授（現やすだ歯科・保存治療クリニック医院長）に、虫歯や歯周病や口臭への乳酸菌の有効性を共同研究することを提案した。

廣藤氏は、病原性菌を減らすのではなく、悪玉菌を殺すのではなく、善玉菌を足すことによって口腔内の安定を図ることができるのではないかと考えた。それで、「乳酸菌ＷＢ21株」に注目した。

ＷＢ21は、まったく虫歯や歯周菌のない健康な日本人の常在菌から見つかったヒト由来の安全な乳酸菌であり、タブレットタイプで開発されていた。真性口臭症の患者26名を対象に実験したら、ＷＢ21の口臭予防と歯周病症状への効果が認められた。

安田氏は、学生ボランティアにＷＢ21配合タブレットを２週間舐めてもらった。そうしたら、口腔内の虫歯菌の減少を確認できた。

田邊氏は、虫歯菌と乳酸菌ＷＢ21株とを同じ菌数にして、これらを混ぜて37度で1時間培養すると、虫歯菌（ミュータンス菌）が激減したことを、２０１０年6月に熊本で開催された日本歯科保存学会で発表した。

その後、田邊氏は、ＷＢ21配合タブレットの歯科治療に与える効果について、国内外の歯科系学会で報告した。２０１５年12月にはインドの学会で発表し優秀賞を受賞した。ＷＢ21に関する研究論文は、国内外の査読付き歯科系学術誌に採用され続けている。

最近では、田邊氏も加わった研究論文は、誰もが無料で学術論文を読めるオープンアクセスジャーナルとして有名なＭＤＰＩに属する科学ジャーナル*Life*の２０２２年9月に〝Application of Lactobaillus salivarius WB21 to the Oral Care of Healthy Older Adults: A Randomized, Double-Blind, Placebo-Controlled Crossover Comparative Study〟という題目で掲載された。ＷＢ21の継続摂取が高齢者の口腔の健康管理に有用であることを証明した論文である。

「乳酸菌ＷＢ21株」は国際特許を取り、現在はＷＢ21配合タブレットは、わかもと製薬によって、「みんなの善玉菌ＷＢ21タブレット」という商品名で販売されている。

わかもと製薬のウェブサイトによると、乳酸菌商品は随分といろいろ商品化されているが、通常の乳酸菌は、出荷時に何十億と菌を入れても、実際に使用する時には菌が死んでしまっていることが多い。しかし、ＷＢ21は強い乳酸菌だ。ちゃんと乳酸菌が生きている。薬品ではないので副作用もない。

「みんなの善玉菌WB21タブレット」は、虫歯菌や歯周病菌のもとになる悪玉菌に対して抗菌作用があり、腸内環境を良くするからだろうか、便秘も防ぎ、かつ便臭も消す。花粉症も治まる。なんと恐るべき乳酸菌だろうか。

「みんなの善玉菌WB21タブレット」を摂取したら、ピロリ菌やアトピーやアレルギーや風邪やインフルエンザや糖尿病も改善したという例もあるそうだ。

この善玉菌WB21乳酸菌については、口腔内だけでなく腸内環境への効果を証明するために、今も研究が進行中だ。腸内環境については、悪玉菌とか善玉菌とか単純に分類できるものではないという説もあるが。

また原因不明とされてきたパーキンソン病は、抗生物質による腸内環境の破壊によって発症するという説もある(https://www.jstage.jst.go.jp/article/jsnd/27/1/27_80/_pdf/-char/ja)。脳内の神経伝達物質を作り、制御しているのは主として腸内細菌という説も有力だ。どう見ても、腸内細菌を改善する可能性のある善玉菌WB21乳酸菌についての研究は、人類の健康と福祉に大いに貢献するだろう。

私はこの「みんなの善玉菌WB21タブレット」を試してみた。夫が大腸がんの手術を2018年に受けているので、口腔内環境のことだけではなく腸内環境を悪化させないことに私は大いに関心がある。腸内フローラが大事なのだ。

だから、それまでにもインドの伝統的整腸剤のトリファァラ粉末も取り寄せ、水に溶かして飲んできた。トリファァラを摂取すると便臭も消える。しかし、苦《にが》いトリファァラより、歯を磨いた後にタブレットを舐めるほうが簡単だ。キシリトール含有《がんゆう》なので甘味はあるが、砂糖は使っていないので、血糖値が高い人にも向いている。

私が「みんなの善玉菌ＷＢ21タブレット」を使用してから感じたことを書く。
（1）起床時の口の中のネバネバ感は口呼吸をしていなければ軽減されるが、鈍い私がそうとわかるくらいに、はっきりとネバネバ感が消えた。
（2）疲れると調子が悪くなりがちな歯の具合も安定してきた。口腔内に善玉菌を増やすだけで、こうも違ってくるとは。咀嚼には、歯が安定していなければならない。
（3）便臭がなくなる。
（4）便秘を回避できる。
（5）排便したいと思う回数が増える。これはいいのか悪いのか。便秘よりは、はるかに素晴らしいが。
（6）花粉症とかの鼻炎の症状が圧倒的に軽くなった。

ところで、善玉菌ＷＢ21乳酸菌は特効薬といった類のものではない。一定期間摂取すれば、それで完治しますというものではない。症状が改善したから摂取をやめていいというものではない。習慣的に日常的に善玉菌を圧倒的に増やすことによって悪玉菌の跋扈《ばっこ》を抑えるものだ。

放置すれば口腔内は悪玉菌に占拠される。だから恒常的に善玉菌ＷＢ21乳酸菌の摂取が必要だ。この点がちょっと面倒ください。しかし、口腔内衛生は大事だ。歯は大事だ。虫歯や歯周病に侵されてなるものか。

２０２４年4月現在で、「みんなの善玉菌ＷＢ21タブレット」は45錠で税込み２１６０円だ。３度の歯磨きの後に摂取するとしたら15日分だ。高価といえば高価だ。しかし、その効能を考えれば安価ではないだろうか。

乳酸菌でもＷＢ21でなければ口腔内の環境改善には効果が低い。類似品にはご注意。こう書いているからといって、私は決して販売元のわかもと製薬の販売促進工作員ではない。口腔内の問題は、舌や歯の状態に気をつけるだけではなく、虫歯や歯周菌の原因である悪玉菌を増やさないことが必要だ。悪玉菌は歯磨きをいくらしてもすぐに増える。今のところは、善玉菌ＷＢ21乳酸菌を口腔内に投与して、悪玉菌を圧倒するしかない。

繰り返すが、人類の中には、虫歯にも歯周病にもならない口腔内衛生度100パーセントの人間が存在する。そのような人間（たまたま日本人であった！）の常在菌から生成された乳酸菌が善玉菌ＷＢ21乳酸菌である。私たちが、そのような口腔内衛生度100パーセントの人間ではない限り、自分の口腔内の衛生度は自分で高めなくてはしかたないのだ。

「みんなの善玉菌ＷＢ21タブレット」は、Amazon や楽天などでは購入できない。歯科医院や大学病院の歯科で販売されている。しかし、販売している歯科医院や病院の数は少ない。入手希望の方々は、販売サイト（https://wb21.shop/）から購入してください。

何度も言いますが、私は販売元のわかもと製薬の販売促進工作員ではありません。

第7章

左右交互片鼻片肺呼吸法のすすめ

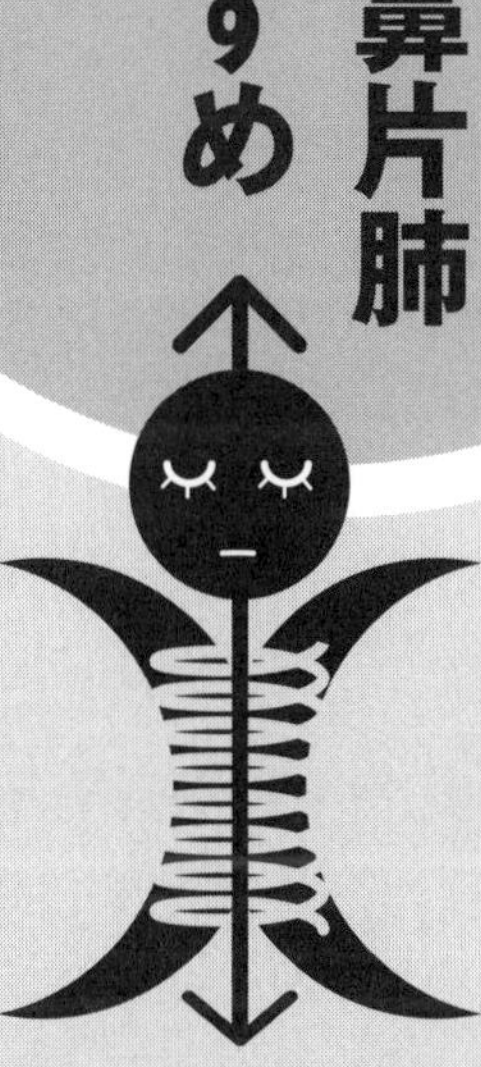

7・1　口呼吸の弊害はすでに常識だけれども

鼻呼吸が大事であって口呼吸は百害あって一利なしであることは、すでに常識である。健康に意識的な人なら誰でも知っている。鼻呼吸にするためのグッズもいっぱい開発されている。就寝時に口を開けないように、「口《くち》テープ」なるものも販売されている。

しかし、このことは、20世紀には、まだ「常識」ではなかった。医学研究では常識だったかもしれないが、一般の人々は知らなかった。私が口呼吸にならないように注意し始めたのは、免疫病の治療や人工骨髄と人工歯根の開発で知られる医師の西原克成《にしはらかつなり》氏の『健康は「呼吸」で決まる――口呼吸が病気をつくり鼻呼吸が病気を治す』（実業之日本社、1998）を読んだからだ。

西原氏は、『これだけで病気にならない――「顔と口の医学」』（祥伝社新書、2007）においても、鼻呼吸にして、片側噛みをやめ、腸内細菌を善玉菌にし、寝相をよくして骨を休ませて、冷たいものを食べなければ、健康が保てると提唱している。

私は、1990年37歳のときに、突然に花粉症になった。もっとも楽しい季節である春がもっとも憂鬱《ゆううつ》な季節になってしまった。病院に行って処方された薬は私にとっては副作用が強く、手が震えたり、頭がぼんやりした。薬を飲むのはやめた。病院に行っても無駄だと思った。花粉症には10年近く苦しんだ。

21世紀に入ったあたりで、「口呼吸は花粉症になりやすい」という西原氏の言葉に出会った。そういえば私は花粉症ばかりでなく、20代から30代にかけて、結核を疑われるくらいに咳も出やすかった。知らずに口呼吸をしていたから、のどに雑菌やばい菌が入りやすかったのだろう。

西原氏の著作を読んでから、私は努めて口呼吸にならないように気をつけた。長年の口呼吸の是正は容易なことではなかった。油断すると口を開けていることが多いのにも気がついた。知らずに呼吸を止めていることにも気がついた。それでも、意識して鼻呼吸にしただけで、私の花粉症の症状がかなり軽減した。

街を歩いていると、口を開けている人が少なくない。特にポカンと口を開けている幼児は多い。それでも徐々に「ポカンと口開け型」の幼児は減りつつある印象がある。口呼吸の弊害が養育者に周知されてきたのだろう。

ポカンと常に口を開けていると、顔が締まらないので不細工に見える。頭も悪くなるらしい。脳の機能が衰えるらしい。

たとえば、2013年には、前頭葉が必要な酸素量は口呼吸では提供されないので、口呼吸者は脳への酸素供給が不足することが常態化し、認知症になるリスクが高いという医学論文が発表されていた（"Increased oxygen load in the prefrontal cortex from mouth breathing: a vector-based near-infrared spectroscopy study" (https://pubmed.ncbi.nlm.gov/24169579/)）。

ちなみに、西原氏によると、口呼吸できるのは人類だけらしい。動物はみな鼻呼吸だそうだ。なぜだろうか。

人類は言語を発声することができるようになり、口を開けている機会が増えた。だから口呼吸ができるようになった。しかし、そのために雑菌までいっぱい口から入るようになり、動物がかからない類のややこしい病気にかかるようになった。

何かを獲得すれば何かを失う。人間は言語を獲得して飛躍的に知能が発達したかわりに、口呼吸になり口から雑菌が入るようになった。文字を獲得したので記憶力が落ちた。マイク（拡声器）の発明によって声量が落ちた。眼鏡の発明により、視力はさらに落ちた。

7・2　舌をはがして舌上げすれば鼻呼吸になる

実は、鼻呼吸になる一番の近道は、舌はがしをして舌を上げることだ。舌全体が上顎についていて上顎を推す状態でいれば、いやがおうなく口は自然に閉じていることになる。自然に鼻呼吸になる。

鼻呼吸しているつもりで口呼吸になっているとしたら、舌がほんとうには上がっていないということなのだ。私自身が、何かに集中していると呼吸を忘れることがよくあることは先にも書いたが、そんなときは歯の食いしばりもしている。そういうときは、舌が上口蓋（上顎）から離れ気味だ。私は、あわてて舌を上口蓋（上顎）につける。

7・3　ふたつの鼻孔で交互に呼吸しているという「交代制鼻閉」説

ところで、みなさんは、なぜ鼻孔がふたつあるのか不思議に思ったことはないでしょうか？　息を吸って吐いて酸素を体内に取り込むだけなら、鼻孔はひとつだけでもいいはずなのに。

人体というのは、目や耳や手や足は左右対称にふたつある。肺も腎臓もふたつある。女性なら卵巣もふたつある。脳も右脳と左脳に分かれている。不思議だ。左右対称にふたつあるのには、やはりそれなりの必然性があるのだ。

荻野《おぎの》剛志《たかし》監修の『人体の不思議』（日本文芸社、2020）によると、鼻孔がふたつある理由は、「ヒトの片方の鼻の穴はいつも詰まっていて、交代で呼吸する」からだそうだ。

どういうことだろうか？

私たちは鼻で呼吸する時に両方の穴で呼吸していると思っているが、実際は2時間や3時間ごとに左右の鼻の穴を交互に閉じたり開いたりして呼吸をしている。鼻の奥には毛細血管が集まる鼻甲介《びこうかい》というふくらみがある。鼻甲介は粘膜で覆われたヒダが膨らんで、片方の穴をふさぐ。片方の穴がふさがれている間は、もう片方の穴が開いていないと呼吸できない。

だから、鼻の穴は実際には片方ずつ左右交代しながら呼吸している。ヒトの8割の鼻はこのように動いている。これを「交代制鼻閉《びへい》」（nasal cycle）と呼ぶ。交代制鼻閉は自律神経によってコントロールされているので、私たちはそれを意識できないのではあるが（『人体の不思議』76－77頁）。この交代は数時間ごとになされる。

この交代制鼻閉が起きる理由として、『人体の不思議』は以下の3点を推測している。
（1）片方の鼻の穴を休ませることによって、呼吸によるエネルギーの消費を節約する。
（2）詰まった鼻でゆっくり識別しにくい匂いを識別する。
（3）細菌やウイルスなどが侵入することを防ぐ。
もし、赤塚不二夫の『天才バカボン』に登場するおまわりさんのように、鼻の穴がひとつだけだとどうなるか？

『人体の不思議』によると、まず呼吸がしにくい。鼻の穴でスクリューのような乱気流が起こって呼吸しにくい。また、一兆種類もの匂いをかぎ分けるには、ひとつの穴では作業オーバーになる。

それから、ほこりやゴミを取り除きにくい。つまり、鼻の穴の中の粘膜の面積が広いほど、ほこりやゴミを取り除けるので、鼻の穴がふたつあるほうがいい。なぜならば、鼻中隔《びちゅうかく》という仕切りが鼻の穴を分け、そのことによって表面積を広げているから（77頁）。

なるほど！と思うほど、私は、これらの「なぜ鼻孔はふたつあるか」の説明を理解できたわけではない。それでも、人間は自分では自覚できなくても、ふたつの鼻孔で交互に呼吸しているらしいと知ったことは、面白かった。

7・4 ヨガの片鼻呼吸法と左右交互片鼻片肺呼吸法は違う

さらに、『人体の不思議』は、自律神経を整えるために、「片鼻呼吸法」を読者に薦めている。まず、人差し指を眉間《みけん》にあてる。親指で右鼻をふさぎ、左鼻からゆっくりと息を吐く。それから、ゆっくり息を吸って吸い込んだら中指で左鼻をふさぐ。次に親指を離し、右鼻からゆっくり息を吐く。次にさらに息を吸い込み、親指で右鼻をふさぎ中指を離す。『人体の不思議』によると、これを5回繰り返すといいそうだ（77頁）。

片鼻で吸ってから反対の片鼻で出すというこの呼吸法は、ヨガの片鼻呼吸法だ。右鼻で吸い、左鼻で吐き、左鼻で吸い、右鼻で吐くという呼吸法だ。

秋保氏に教えてもらったネット記事（https://murao18.com/undoudousashuukan/katahanakokyuuhou.html#google_vignette）によると、80歳でエベレスト登山に成功した三浦雄一郎氏はこのヨガの片鼻呼吸法を参考にして独自の片鼻呼吸法を実践している。口を閉じて、右鼻で10回数えながら吸う。右鼻で吐く。次に10回数えながら左鼻で吸う。左鼻で吐く。この呼吸法だと、酸素をいっぱい取り入れることができる。脳が活性化する。免疫力が向上するそうだ。

１０１歳まで健康を楽しんだお父様の三浦敬三氏も、アロマを利用しつつ、独自の呼吸法を実践していた。敬三氏の場合は、片鼻で思いっ切り腹式呼吸で吸い込む。それから両方の鼻の穴を指で塞ぎ息を止める。少しいきむようにして耳にまで空気を通し、耳の内部も刺激する。それから手を離して口からゆっくりと息を吐き出す。

このようなややこしい呼吸法は私にはできそうもない。ただ、わかったことは、達人は呼吸法が大事だと思っているということだ。息というものは、ただただ吸って吐いていればいいものではないということだ。

7・5 左右交互片鼻片肺呼吸こそ合理的な呼吸法

平井氏も、『人体の不思議』に書かれているような、ヨガの呼吸法のような「片鼻呼吸法」を薦める。片鼻呼吸法のほうが酸素をいっぱい脳に送り込めると断言する。

ただし、平井氏が推奨する片鼻呼吸法は、「左右交互片鼻片肺呼吸法」である。片鼻で音がしないくらいにゆっくり吸い、同じ側の肺にいっぱい空気を送り込んで、同じ片鼻から音がしないくらいゆっくりと吐く。同じことを反対の片鼻で行い、それを繰り返すというものである。

この左右交互ができないのは、鼻や身体が捻れていて、鼻が詰まっているから。私が最初はそうだった。片方の鼻の穴から呼吸できなかった。案の定、私は鼻が曲がっている。

平井氏によると、機械の構造は人体の構造を模倣《もほう》している。たとえば、モーターバイクに用いる「ツインカムマフラー」は、エンジニアが人体の構造を研究したからこそ、左右交互片鼻からの呼吸を知っていたからこそ、考案されたのだと言う。

私は自動車のこともモーターバイクのことも知らない。だから、平井氏の言葉をここにそのまま書き写します。

「片鼻からゆっくりと吸った時だけ、身体は脳に酸素を供給するために細菌やウイルスを除去し死滅させるんです。脳の温度を変化させないために吸気《きゅうき》も排気もそれぞれ温度管理されており、加熱・冷却・排熱・遮熱《しゃねつ》しているんです。だから湿度を90パーセント台に保てるんです」

「そのために細菌やウイルスを除去したり、吸気加湿のための鼻水用の水が体内に2リットル確保されるのです。これは肌の保湿にもなります。左右交互片鼻片肺呼吸はお肌も潤うのです！」

「冬に口からの呼気《こき》は白いが、片鼻からの呼気は白くならない。また夏の片鼻からの呼気は火傷《やけど》しそうに熱い。免疫とは、そもそも危険なものを体内に入れないのが鉄則なので、エアトリートメント処理できる片鼻からの吸気量を超えた両鼻からの吸気には、非常用ロック（emergency lock）がかかり、脳への酸素供給は行われないんです」

「つまり、人体は驚くほど高性能な機械なのです。工学的にはあたりまえの話です。とはいえ、エンジニアはエンジニアで、人体と機械が同じと思ってはいないですけどね。凡庸なエンジニアは、先人のエンジニアたちが人体を研究し尽くして成し遂げた技術を、想像だけで作り上げたと思っています。すべてのものに重力という見えないモノが作用している医療に、自動車工学やロボット工学や建築学が入ってこそ、初めて治療になると僕は思います」

いかがですか？　みなさん理解できますか？　そういうことらしいです。

7・6　あなたの呼吸は脳に酸素を送ることができているか？

平井氏によると、呼吸には以下のように6種類ある。

（1）口《くち》吸《きゅう》気《き》口《くち》呼《こ》気《き》（口で吸い、口で吐く）
（2）口吸気両鼻呼気（口で吸い、両方の鼻孔から息を吐く）
（3）両鼻吸気口呼気（両方の鼻孔から吸って、口から吐く）
（4）両鼻吸気両鼻呼気（両方の鼻孔から吸い、両方の鼻孔から吐く）
（5）片鼻吸気逆から呼気（片方の鼻孔から吸い、もう片方の鼻孔から吐く）
（6）片鼻吸気同側から呼気（片方の鼻孔から吸い、同じ鼻孔から吐く）

これらの呼吸法の（1）から（3）は論外。一般に私たちが鼻呼吸と思っているのは（4）や（5）や（6）だ。

鼻で息をするのは誰でもできる。ただし、深い呼吸をして脳まで酸素を送り込める呼吸でなければ、いかに鼻呼吸しても、実質的には健康に害のある口呼吸と同じだと平井氏は言う。

平井氏によると、一般的な「鼻呼吸」は呼吸が速すぎて、吸われた外気はトリートメント処理を受ける時間がない。片鼻からゆっくりと吸われた吸気はまず鼻腔で細菌やウイルスを除去し、温度湿度を一定にし、ストレスのない状態で脳に一番に酸素を供給する。いわゆる腹式呼吸と言われる呼吸法では、せいぜい胸のあたりにしか空気は入らない。ちなみに腹式呼吸の人たちの多くは、肺を通り越して胃へ空気を送り込んでしまう。げっぷが良く出る人は気をつけてください。おならが良く出る人も気をつけてください。無駄に腹式呼吸をしているのかもしれません。

一方、左右交互片鼻からの鼻呼吸なら、鎖骨くらいまで空気が入る。鎖骨というのは、首の横の下のほうで凹んでいる部分にある骨だ。鎖骨あたりまで肺が膨らめば、肺尖《はいせん》まで空気が入っているということになる。肺尖は肺の一番高い位置にある。鎖骨の上の位置にある。ゆっくりじっくり吸って肺を空気で満たそう。

特に就寝前に、この左右交互片鼻片肺呼吸をするといい。ゆったり身体が緩む。就寝時にも片鼻片肺呼吸ができているようにするのが理想的だ。呼吸数が落ちるのは就寝時であり、酸素が足りないと、寝返りを繰り返したりする。寝苦しいのは酸素不足なのだ。

7・7　左右交互片鼻片肺呼吸のしかた

以下に、平井氏が「脳天の吸」とも呼ぶ「左右交互片鼻片肺呼吸」の方法について書く。先に書いたことの繰り返し部分もあるが、いいことは何度読んでもいいはず。

（1）片方の鼻からゆっくり吸って、吸った鼻からゆっくり吐く。次にもう片方の鼻からゆっくり吸って、吸った鼻からゆっくり吐く。それを交互に繰り返す。「ゆっくり」とは7秒くらい。平井氏自身は15秒くらい時間をかけるそうである。

（2）呼吸する時に、腹圧を上げないように、吸い切らない。吐き切らない。力を入れない。力を抜く。

（3）慣れないうちは、片方の鼻の孔を指で押さえながら、逆の鼻の穴から、ゆっくりゆっくり吸い、ゆっくりゆっくり息を出す。吸う時に脳みそに空気を送り込むイメージを浮かべる。

（4）呼吸音が鼻から出るのは、呼吸が速いから。ゆっくり度が足りないから。

（5）意識すべきことのひとつは舌の位置。ちゃんと舌全体が上顎を推して喉をふさいで

骨盤全面

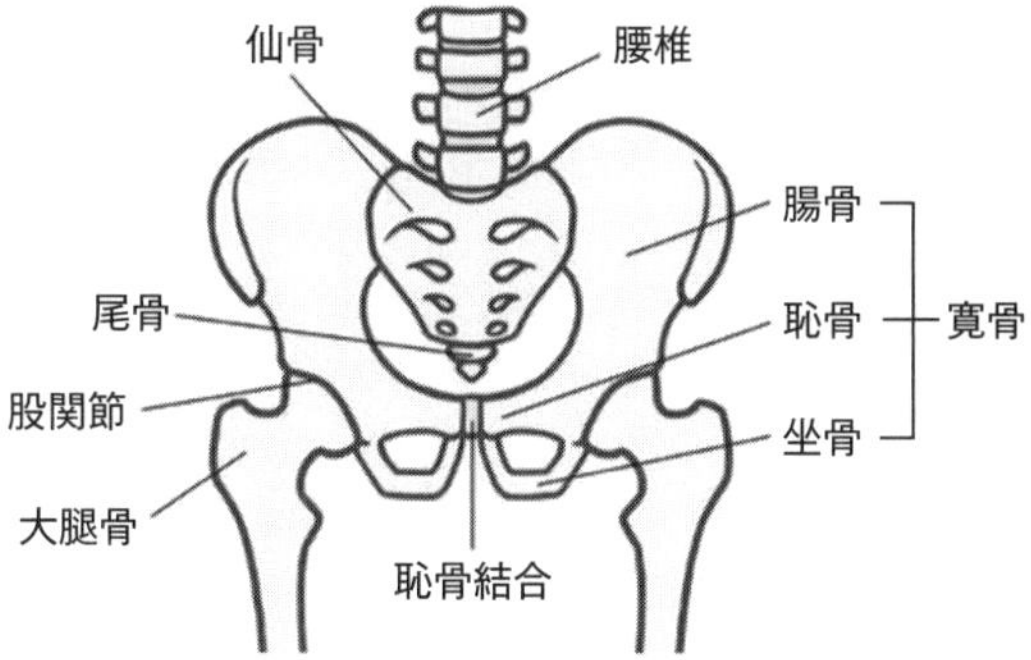

いますか？

（6）目線は鼻の頭を見る感じ。できれば、右眼で右足の親指の爪、左眼で左足の親指の爪を見る感じ。目を閉じていても、寝ていても、目線がこのような状態になっていると、目の疲労も回復する。視力も良くなる。

（7）鼻の穴は下向きに。下の空気をゆっくり吸い上げるイメージを持つ。

（8）膝やつま先は、まっすぐ前を向け、背筋はピンと伸ばす。体育の時間ではないので、両足のつま先を45度に開かない。両足の指先はまっすぐ前に向いていること。背筋は無理に伸ばすのではなく、仙骨《せんこつ》を立てれば自然に背筋は伸びる。

「仙骨」というのは、腰の中央にあり、背骨（脊椎《せきつい》）の一番下にある三角形の骨のことだ。この仙骨の上に、腰椎《ようつい》5個、胸椎《きょうつい》12個、頸椎《けいつい》7個と頭蓋骨が乗っている。背筋を伸ばして立ったり腰掛けているつもりでも、仙骨が立っていないと、横から見ると、腰のあたりで身体が「く」の字に曲がっているように見える。「骨盤が寝ている」というような表現があるが、正確に言えば、仙骨が立っていないことを意味する。

私は胴長なので、背筋を意識的に伸ばしていると胴が疲れる。仙骨を意識すれば、それだけで仙骨が立つ。すると疲れない。背筋にかかる負担が軽減される。仙骨を意識しよう。

この平井メソッド呼吸法というか「左右交互片鼻片肺呼吸法」は、慣れるまで面倒くさい。とても面倒くさい。ほんと面倒くさい。呼吸ぐらい好きにさせろ、と思う。

しかし、実際に意識的に丁寧にやってみると、「あれっ?」と思う。ほんとうに酸素が脳に届いた気がする。頭がスッキリする。リラックスできる。

この左右交互片鼻片肺呼吸法は、就寝前でもいいし、仕事をしている最中に行うのもいい。なにか落ち着かない時や、集中しきれない時や、どうでもいいことを考えているなあと自覚すると、私は、この左右交互片鼻片肺呼吸法を試みる。これだけで瞑想になる。まだまだ、うまくはできないが。

7・8 湯船に浸かり左右交互片鼻片肺呼吸をすると身体が浮く?

平井氏が、この左右交互片鼻片肺呼吸法をクライアントに薦めたら、複数の方々から、以下のような感想をいただいたそうである。

「左右交互片鼻片肺呼吸をすると、ほんとうに空気が肺いっぱいに溜まるんですすね。右の鼻の穴で吸ってみると、右側の身体が浴槽の中で浮くんです。左の鼻の穴で吸ってみると、左側の身体が浮くんです」と。

つまり、左右交互片鼻片肺呼吸法だと湯船の中で身体が浮くほど、肺いっぱいに空気が入るということだ。すごい。平井氏は、これらのクライアントの感想を聞いて、脳に酸素をいっぱい送るには、やはり左右交互片鼻片肺呼吸で肺にいっぱい空気を送ることだと、あらためて確信した。

残念ながら、私がこの呼吸法を浴槽で試みても、身体は浮かない。体重が過多だからだろうか。呼吸方法が悪くて空気がまだまだ十分に肺の中に入っていないのだろうか。

私は、平井氏に紹介してもらった整体師さんやカイロプラクターの方々に、「右の肺が動いていない」と診断されたことがある。なぜだ⁉　かわいそうな私。しかし、秋保氏によると、左右交互片鼻片肺呼吸法のおかげで、ちょっと右肺が動き出しているそうだ。

7・9　高齢者こそ左右交互片鼻片肺呼吸法を習慣にしよう

ところで、高齢者は特に左右交互片鼻片肺呼吸法を身につけるべきだと平井氏は言う。舌はがしにせよ、舌上げにせよ、身体の捻れを解いてまっすぐにすることにせよ、高齢者は、乳幼児や子どもや若い人のような目覚ましい効果は望めないかもしれない。

しかし、この左右交互片鼻片肺呼吸法ならば、高齢者にもできる。病気で寝たきりでもできる。この呼吸法によって脳に酸素をいっぱい送り込めば、脳の劣化や収縮を防ぐことができるかもしれない。高齢者こそ、この左右交互片鼻片肺呼吸法だ！

平井氏は、舌はがしも舌上げも、この呼吸法を習慣にすれば、自然にそうなると言う。咀嚼だって、自然にゆっくりきちんとできるようになると言う。だから、2024年現在の平井氏は、この左右交互片鼻片肺呼吸法の伝播《でんぱ》に、舌はがし舌上げ伝播よりも力を注いでいる。

平井氏は整体の施術の前に、この左右交互片鼻片肺呼吸をクライアントにしてもらう。そのほうがクライアントの身体が緩んで、平井氏の施術の効果が高くなるからだ。秋保氏も、この呼吸法を広めるセミナーを独自に開催している。青木レイノ氏も開催している。平井氏のセミナーにせよ、秋保氏のセミナーにせよ、青木氏のセミナーにせよ、機会があれば、一度参加して体験してみるといいと私は思います。

第8章

身体の捻れを解く姿勢と方法

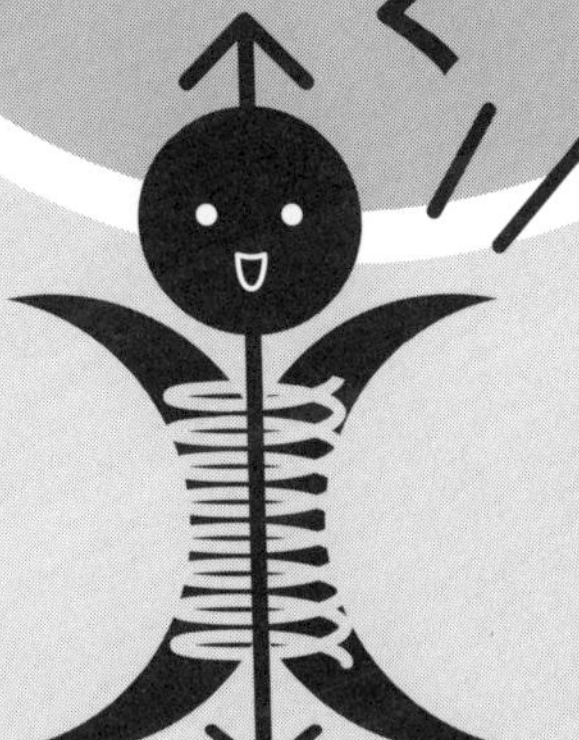

8・1 寝相が悪いのは過剰回転により身体が捻れているから

私たちは寝ているときに寝返りが多いのは、あたりまえだと思う。寝相が悪くなるのは、しかたないと思う。

インターネットで調べると、寝相の悪さに関する相談に対して、医師が「健康によい寝姿勢」や「行儀のよい寝姿勢」などはないと答えている。「自分が好きな姿勢で寝るのが一番睡眠の質を上げることができる」と答えている。「寝返りが少ない子どもは、脳神経の発達が遅れている可能性がある」という説まで紹介している。

しかし、平井氏は、「舌が十分に上がっていれば、身体はまっすぐであり、仰向けにまっすぐ寝るしかない。顔が横向きとか、うつぶせ寝などできるはずがない」と断言する。しつこく繰り返す。地球の回転により地球上に生きる生物は、植物も人間もすべて回転している。木もアサガオのつるも人間の身体も、ぐるぐる回りながら螺旋を描きながら伸びる。

しかし人間は、舌が上顎を推す力が弱くて、舌が脳をちゃんと支えていない状態だと重力に拮抗できない。過剰回転してしまい、身体が捻れる。身体を肛門から舌まで貫く管も捻れやすくなる。体内の組織も捻れやすくなる。皮膚や筋肉や内臓や血管や神経や骨に圧力がかかる。すると姿勢が捻れる。つまり姿勢が悪くなる。寝相も悪くなる。

この件について平井氏はこう語る。

「僕は2歳ぐらいから絡《から》まった物が嫌いでした。叔母たちの編み物の毛糸の絡まりとか、祖父の釣り糸の絡まりとか、祖母のネックレスの絡まりとか、電話のコードの絡まりが大嫌いで、全部伸ばしていました。あれは、未来の僕が身体の捻れや絡まりを取って、まっすぐにする施術をするためのトレーニングだったかもしれません。あの当時は、まさか人体まで捻《ねじ》じれて捩《よじ》れて絡まっているとは思いもよりませんでしたが」と。

では具体的には、どうやって、捻《ねじ》れて捩《よじ》れて絡まった身体をまっすぐにすればいいのだろうか。身体は、絡まったコードを伸ばしてまっすぐにするようなわけにはいかない。

捻れた姿勢は固定しやすい。その姿勢の悪さを放置すると、肩こりになったり、腰痛《ようつう》になったりする。捻れて捩《よじ》れると、整体院や鍼灸院に通っても、一時的に痛みは解消されるだけで、捻れや捩《よじ》れそのものは解消しない。

根本的には、24時間いつもいつも、舌全体がまっすぐに上顎を推すことによって、脳を水平に保持でき、脳が安定し、子どもならば身体の各組織がまっすぐ成長する。

大人ならば、すでに捻れている身体の捻れを解く。捻れ捩《よじ》れた身体をまっすぐにすることができなくても、まっすぐであることを意識していれば、それだけでも違ってくる。

平井氏や秋保氏や、平井氏から学んでいる整体師の方々はプロなので、身体の過剰回転による捻れを解く技術はいろいろ知っている。

しかし、普通の人間が普通にできる方法でないと意味がない。もしくは、私のように身体感覚の鈍い人間でも、高齢者でも、何とかできる方法でないと意味がない。この第8章では、比較的簡単にできる過剰回転による身体の捻れを解く方法を紹介する。

8・2 身体の捻れを解く姿勢

身体の過剰回転による捻れを解く方法のうち、私でもできそうなことの紹介をする前に、身体の捻れを解くことができる基本的な姿勢と方向について知っておこう。
（1）立っている時の姿勢は、膝のお皿が正面を向く。
（2）手も足も中指が中心で、まっすぐにする。

（3）足の裏と下肢は垂直にする。
（4）内外のくるぶしが同じ高さで真横に並ぶ。
（5）脚の指先はまっすぐ前を向く。体育の時間の「気をつけ！」（今の学校ではそう言わないかもしれない）みたいに、足先を45度に広げない。
（6）股関節は、左右とも内側にして、外側に開かない。
（7）体幹は右に回すと身体の捻れは解ける。
（8）肩と肘と手首は外側に回す。

まっすぐ立つのは、誰でもできているようで、意外とできていない。

特に私はまっすぐ立てない。40歳過ぎたあたりから、ずっと右の股関節が不調だ。最初は、腰かけた姿勢から立ち上がる時に時間がかかり痛みを感じる程度だったが、還暦あたりから右脚の可動域が狭くなり、歩くのに杖やノルディック・ウォーキング・ポールを必要とするようになった。整形外科に通うのも面倒くさいし、無意味に思えるので、脚の不調は放置状態だ。

だから、私はまっすぐに立とうと足の裏と下肢を垂直にしようにも、右足が地面から数センチ浮いてしまう。

ついでに、右手の指の中指も左手の中指も、まっすぐではなく、薬指に寄りかかるように曲がっている。

立っても両肩の高さが同じにならない。右肩が下がってしまう。上半身を包む衣類は、襟ぐりが右側に大きく寄ってしまう。コートなど着てボタンを留めると、気をつけていないとボタンとボタン穴が一個ずつずれてしまう。それでは裾が右側と左側で揃わない。

これらのことに気がついたのは、「平井メソッド」の身体の捻れを解く方法を自分なりに試みるようになったからだ。他人のそれにせよ、自分のそれにせよ、私はそれまでは、自分の姿勢に注意を払ったことがなかった。

俳優やモデルが普通にまっすぐ美しくスッキリと立ったり歩いたりする姿は、あたりまえのことではないのだ。あの美しい立ち姿は、鏡の前で全身を映しての試行錯誤という訓練や努力の賜物であるのかもしれないのだ。彼らや彼女たちは身体のエリートなのだ。選ばれた人々なのだ。

8・3 針金のハンガーを頭にかぶってみよう

曲げるのが簡単な針金製ハンガーを頭にかぶるのも、身体の捻れを解くのに役に立つと平井氏は言う。特にSeriaで10本100円で販売しているピンク色のものがいいと言う。針金製ハンガーを頭に巻くようにかぶると、頭部の過剰回転を止めることができると言う。針金製ハンガーを頭に巻くようにかぶると、右側に頭や顔が向くのがいいらしい。

私も、針金製ハンガーを頭にかぶってデスクワークなどしてみる。仕事に集中できる。ふと気がつくと、頭や顔がかすかに右を向いている。これは私の頭部の捻れが解けたということらしい。針金製ハンガーを頭にかぶると頭痛が治《おさ》まると言う人もいる。肩こりが解消されると言う人もいる。

針金製ハンガーを、肩の関節のあたりに回しておくのもいい。肩関節の過剰回転を防ぐことができる。肩周りが軽くなる。肩をグルグル簡単に軽く早く回せるようになる（外側に回してくださいね）。

私は、この「針金製ハンガー利用捻れ取り」が好きだ。頭にかぶっておけばいいのだから簡単である。そのまま、チャイムが鳴ったので、うっかり玄関ドアを開けてしまい、宅配便の配達員の方をギョッとさせてしまったことがあるが。

針金製ハンガーの代わりに銅線を頭に巻いておくのもいい。銅線は簡単に曲げることが

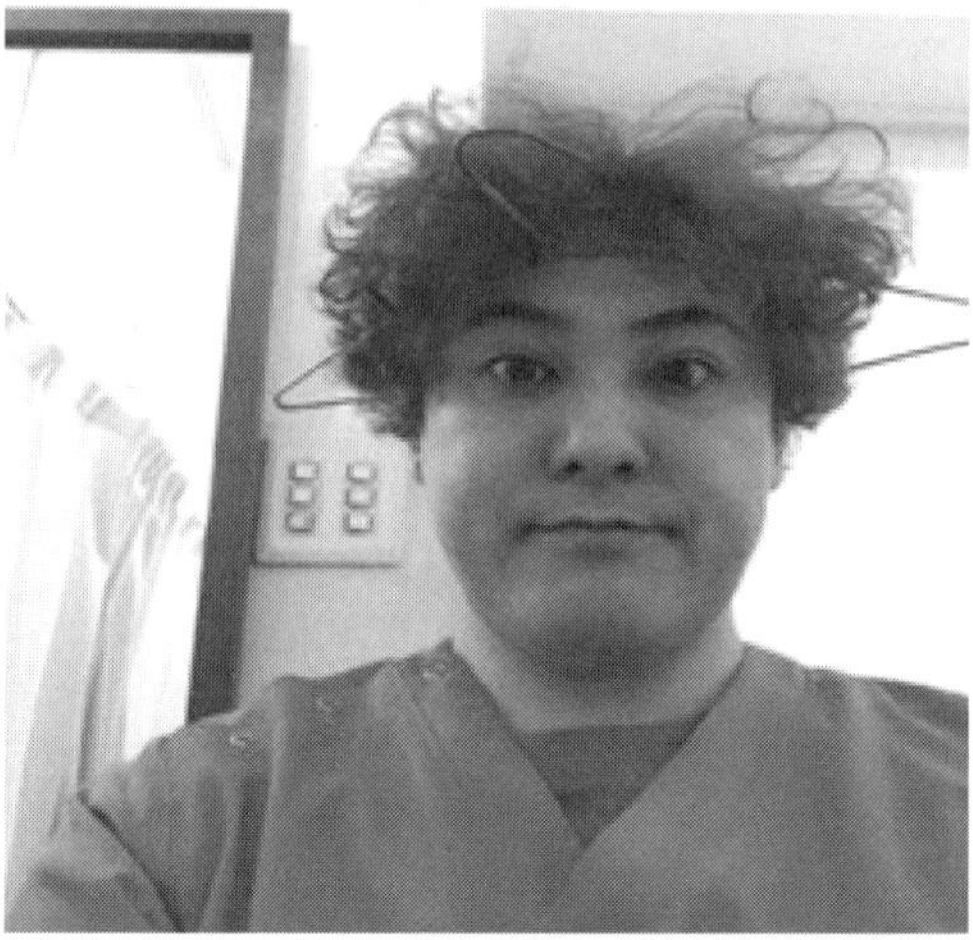

針金ハンガーを頭にかぶって身体の捩れを取る

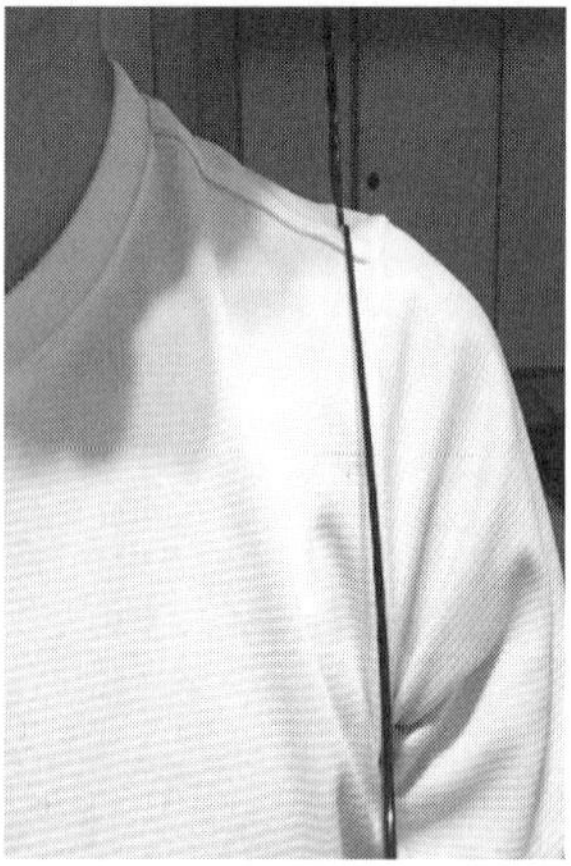

肩関節のあたりに針金ハンガーを回すのもいい。肩周りが軽くなる

できるので、これを過剰回転で捻れている手指に巻いておくのもいい。

試しに私は銅の針金を手の中指に巻いた。私は指が強張《こわば》っていて、関節がゴツゴツ太くて曲がっている。1時間ほどしてから針金をはずしたら、指がスッキリ軽い感じになった。膝の関節にも巻いてみた。なにかスッキリした。

8・4 ハンガー反射（Hunger Reflex）

簡単に曲げることができる針金製ハンガーを頭にかぶるのも身体の捻れを解くのにいいようだという内容の投稿を私がSNSにしたら、福山大学工学部の香川直己教授が「それはハンガー反射というものですね」とコメントをくださった。ハンガー反射に関する論文についても教えてくださった。

電気通信大学の佐藤未知氏と松江里佳氏と橋本悠希氏と梶本裕之氏による「ハンガー反射——頭部圧迫による頭部回旋反応の条件特定と再現」という論文だ。2014年の『日本バーチャルリアリティ学会論文誌』（19巻2号）に収録されたものである。

なぜハンガーを頭部にかぶる行為が学術論文になっているのだろうか？　ハンガーを頭

にかぶると頭部が旋回すること（ハンガー反射）は、ナビゲーションやリハビリテーションなどの分野において応用できるからだ。

たとえば、身体の関節角度を直接外部から制御するには、一般に大きなエネルギーが必要になる。また身体に痛みを伴う可能性もある。しかし、ハンガー反射を利用して人間の頭部回旋をうまく利用制御できるのならば、外部からの力を用いる必要がない。ヒトの姿勢を制御できる技術として利用できる。また、頭位ばかりでなく、異常疾患へのハンガー反射適用による症状改善も期待できる（https://kaji-lab.jp/ja/index.php?plugin=attach&pcmd=open&file=hanger_vrsjpaper2014final_2.pdf&refer=publications&fbclid=IwAR3qfZskfaey6AJMFDk1RopYiAf5EEEiqMWHY8lIPKfpB0ViN0EC0OXZU7Y_aem_ATwsdjUmp2tt6CUf2Yi3i7aJmJ5G4ETgEwUpURk-5Yap952Swd8XzdWIljPkS2PFFpY）。

平井氏は、すでに子どものときに、ハンガーを頭にかぶると頭部が旋回することに気がついたそうだ。それが身体の捻れを取るのにも役に立つと発見したのは、「平井メソッド」を構築する過程であった。ハンガー反射という言葉ができる前から、平井氏はハンガーによって姿勢の制御ができると発見していたのだ。すごいではないか。頭がおかしいような気もするが。

8・5　両脚を縛る

「両脚を縛る」と言っても、サドマゾ・プレイの緊縛《きんばく》とはまったく関係がない。

両脚を縛る健康法については、すでに拙著の『馬鹿ブス貧乏で生きるしかないあなたに愛をこめて書いたので読んでください。』（ＫＫベストセラーズ、２０１９）のＰａｒｔ３「匍匐前進老年期（死ぬまで）」において言及した。

「人間は眠っているときに随分と身体が歪むらしいのだ。脚の三点を縛って就寝すると、股関節の転位を回避できるのだ」（３１４頁）とか「デスクワークしたり食事で椅子に腰掛けるときにも、膝上を紐で縛るといい。新幹線の座席でも、膝上をしっかり縛って骨盤が歪まないようにする」（３１５頁）と書いた。脚を縛る紐は、「幅5センチほどの芯のある布紐」がいいことも書いた。

この方法は、「礒谷《いそがい》式力学療法」と呼ばれていて、礒谷圭秀《いそがいけいしゅう》氏の『ひとりでできる礒谷療法――理にかなった整体』（たにぐち書店、２００３）という著作に書いてある。東京の中野に、この治療方法の専門施設「礒谷式力学療法総本部」がある。脚の3点縛りを、礒谷式力学療法では「三点結束法」と呼んでいる。この施設のサイト（https://www.isogaitherapy.com）では脚を縛る紐（健康帯）やバックル式ベルトも販売している。

この「礒谷《いそがい》式力学療法」についても平井氏に教えていただいた。しかし、平井氏は、この療法について知る前から、身体の捻れを解くには脚を縛ることがいいと知っていた。

平井氏に古武術の奥義《おうぎ》を教えたのは、黒田藩武田流兵法合気之術（合気道ではない）の道場主で、日本武徳連盟八段の長澤悦翁氏であった。長澤悦翁氏のおじい様は非常に厳しい人物であったので、「武士はまっすぐに寝るもんじゃ！　寝返りなど、うってはならん！」と、幼い頃の長澤氏に言った。

さらに、長澤氏のおじい様は、幼い頃の長澤氏の身体をぐるぐる巻きにして、日本刀を身体の左右において、寝返りを打つことができないようした。おかげで、長澤氏は身体が捻れず、まっすぐになり、武術にも秀でることができたそうだ。

長澤氏は、幼い平井氏にこう言ったそうだ。「よいか！　幸祐！　身体を捩《よじ》るんじゃない。まっすぐにするんだ！　人間は寝ている時に無意識に身体を捩ってしまう。いくら起きている時に、正しい姿勢をしていても、それでは意味がない。寝ていても手足の指までまっすぐに伸ばして揃えなさい！　そうすれば指を天に向ければ技《わざ》が利き、指先のほうへ相手は飛んで行きます！」と。

こう教えられて、平井氏は、寝る時は膝をくっつけ、足先が離れないようにして紐で縛って寝るようになった。幼い時の平井氏は、このようにして寝た。後年、膝上と膝下と足首の3点縛りがいいと考えた。

平井氏は、特に赤ちゃんこそ脚を縛って眠ることが必要だと考えている。223頁の写真のように。赤ちゃんは嫌がらない。慣れると、自分から紐を親に渡して縛ってくれと意志表示するそうだ。

平井メソッドを知り、秋保氏が名古屋に施術に来る日にはボランティアで秋保氏のアシスタントを務めている中嶋朋美氏（第1章に体験談あり）から、私はそう聞いた。中嶋氏のお子さんがそうだと言うのである。気持ちがいいのだろうか。子どもは快適でないことは求めない。

ただし、嫌がらないのは赤ちゃん時代だけだ。もしくは赤ちゃん時代から脚縛りを習慣にしているお子さんだけだ。もう少し大きくなってから、脚を縛ろうとすると抵抗するだろう。だから、赤ちゃん時代が大事なのだ。養育者が良かれと思っても、虐待だと思われかねない時代だし。

前にも書いたが、妊婦の身体に捻れがあり、肩凝りや腰痛がひどかったり、横座りの習慣があり、子宮に圧力がかかると子宮内が窮屈になる。赤ちゃんはお腹の中でぎゅっと縮《ちぢ》こまった状態になる。すると赤ちゃんの肺も鼻も圧力を受けて変形してしまう。

そのような母体は膣口も歪んでいる。それでは赤ちゃんが歪んだ膣口から出てくるしかないので、赤ちゃんの身体もまっすぐではいられない。

また、仰向けに寝てのお産の方法もいけない。寝ながら、食いしばり、いきんで少しずつ赤ちゃんを出す出産方式は良くない。座るか立つかしてお産をすれば、胎児は勝手にまっすぐ下に落ちて来る。

立ってお産するシーンは、ちゃんと時代考証ができていた昔の時代劇でよく見かけたものだった。あれは理にかなっているのだ。頭頂部を先頭に背骨を一直線にして誕生してこそ、神経や血管が手足のすみずみまで行き渡る。しかし、そんな具合に生まれることができる子どもは、現代の日本ではいない。

だから赤ちゃんが寝るときに脚を紐で縛ることが必要になる。先天的に持たされてしまった身体の歪みがとれる。脚ではなく「足」が捻れていると、捻挫《ねんざ》もしやすくなる。赤ちゃんの脚を、まっすぐにどんどん伸ばすためにも「脚を紐で縛る」ことを実践しよう。

赤ちゃんの脚の３点縛りで
身体のまっすぐな、脚も長い子供に育つ

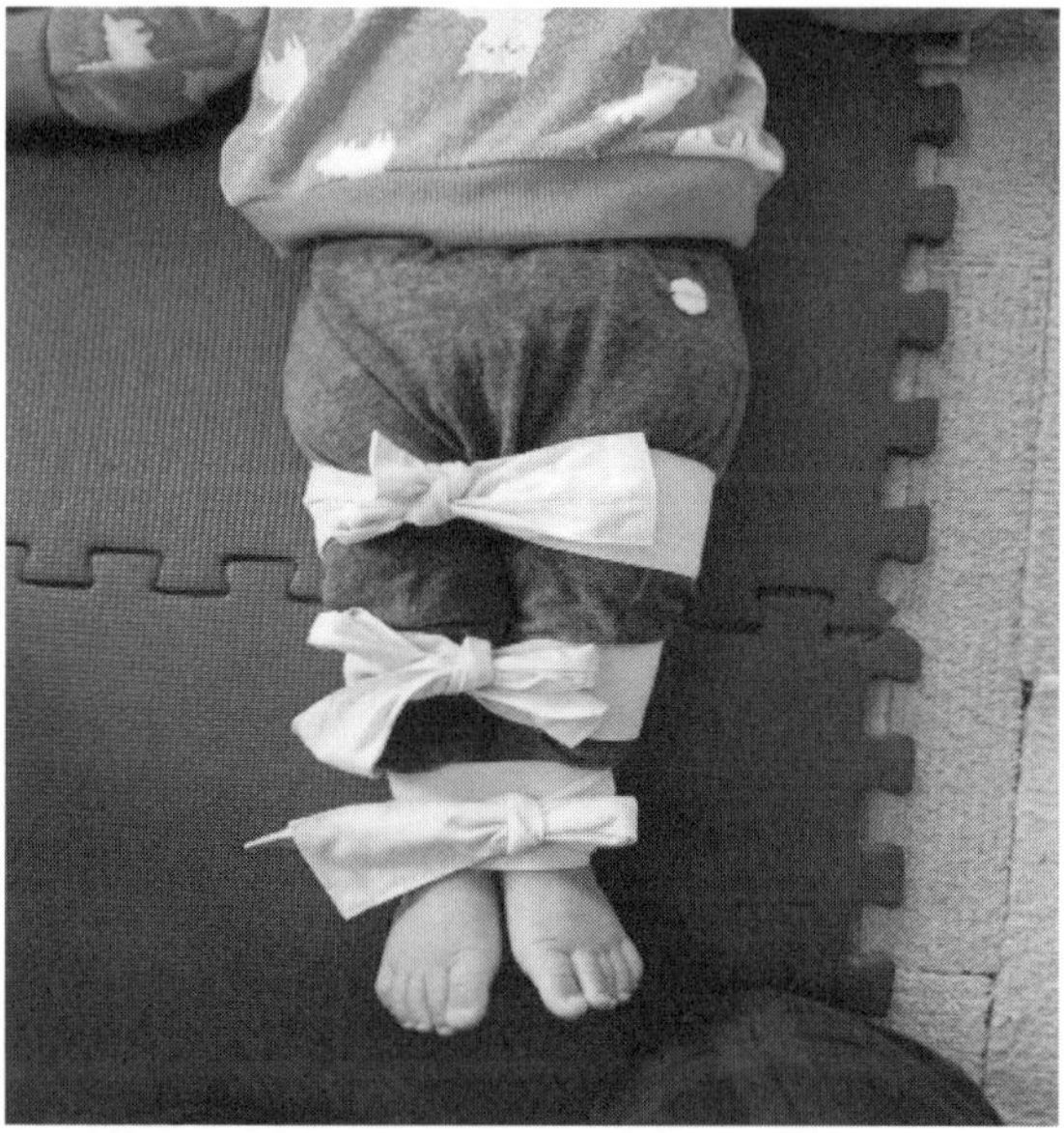

膝上、膝下、足首の３点を縛る。縛られても、赤ちゃんは嫌がらない。慣れると、自分から紐を親に渡して縛ってくれと意志表示する。ただ、嫌がらないのは赤ちゃん時代だけだ。だからこそ、赤ちゃんのうちに習慣化することが大切だ。

同時に、母体がまっすぐでいることができるように、妊婦や出産年齢の女性こそ、舌はがしに舌上げをして、適切な咀嚼法や呼吸法に正しい寝かたを知り、実践するべきだ。乳幼児の健やかな成長は主たる養育者である母親の知識と行動にかかっている。

こう書くと、女性ばかりに負担がかかるのは不公平であると批判されるだろう。子どもは女性だけで作るものではないし育てるわけではないのに。その批判は正しい。私も不公平だと思う。

しかし、女性にとっていかに理不尽であり不公平なことであろうと、妊婦の身体は、妊婦個人だけのものではなく、生れてくる子どものための身体でもある。また子どもの育児や教育に責任があるという意味でも、主たる養育者である母なる女性の身体と脳と心は、その女性個人だけのものではない。

子どもが欲しい女性は、この理不尽さと不公平さを引き受けるしかない。人間の再生産のための労働（妊娠や出産や家庭内教育）が、完全に機械化されたり、外注化されることはＳＦの世界の中にしかないのだから。

とはいえ、言うまでもなく、舌はがしや舌上げのこと、胎児や妊婦や出産のこと、乳幼児の身体の捻れの是正法や、食べかたや咀嚼に嚥下や呼吸などの適切な方法について、母親以外の養育者も知っておくべきだ。自分自身のためにも。

平井氏は、妊婦を対象にしたセミナーを日本各地で開催しているが、父親の参加も促している。秋保氏が、妊婦さんの身体がまっすぐな状態を保持できるような体操をあちこちで教えていることは、すでに第2章で書いた。

8・6　平井メソッドの紐縛りと「ヒモトレ」

読者の中には、脚を縛るというと、小関勲《こせきいさお》氏の「ヒモトレ」を思い出す方もおられると思う。

オリンピック強化委員を務めたりしたバランストレーナーの小関氏は、紐を身体に緩く巻くという形式で身体を拘束すると、身体のバランスが取れ、動きが良くなることを発見した。

たとえば、私は胴が長いので、その長い胴をきちんと支えておけず、猫背になりがちだ。だから、紐を輪っか状にして8の字にクロスさせて、背中にゆるくたすき掛けにして装着しておくことを日課にしている。そうしておくと、姿勢が悪くならないからだ。

小関勲著『ヒモ一本のカラダ革命 健康体を手に入れる！ヒモトレ』（日貿出版社、2014年初版・2016年新装改訂版）によると、背中にたすきをすることによって、身体の前側（胸側）と後ろ側（背中側）のバランスが整って、姿勢調節が行われる。

たとえば、腰に緩く紐を巻いておくだけで、頭の揺れが半分になったり、階段を降りるときの衝撃が軽減したりする。このことは、東海大学大学院医学研究科ライフケアセンター長の石井直明教授の実験によりその効果が実証されている。

小関氏は、このように紐で縛るとか、紐を巻いておくことで、「身体のバランスが整う」と表現しているが、「身体のバランスが整う」とは、いったいどういうことであろうか。

一方、平井氏は、就寝時に脚の膝上、膝下、足首を紐で縛っておくことや、ハンガーを頭にかぶせるとか肩に巻いておくとかすることで、身体の過剰回転による捻れを解くことができると言う。

ひょっとしたら、小関氏の言う「身体のバランスが整う」とは、平井氏の「身体の過剰回転による捻れを解くことができる」と本質的には同じことなのではないだろうか。

秋保氏は、施術会などでは、「身体の捻れを解いて身体を伸ばすワーク」として、ヒモトレを準備体操として利用している。

たとえば、クライアントの両足首に紐をクロスさせたまま、膝は閉じて仰向けに寝てもらったり、うつぶせになってもらったり。紐をクロスさせて両手の中指にかけてもらって、両腕を上下させてもらったりしている。

そうすることで、「関節が伸び切るので、クライアントさんの力が抜け、神経や栄養が先まで行き届き、身体のバランスが整います」と秋保氏は言う。

紐1本を身体に巻いたり縛ったりするシンプルなことが、身体にいい効果を及ぼすということは、知っておいて損はない。

私は、腰を掛けている時は、常に膝上を紐で縛っている。デスクワークの時も、食事のときも、自動車に長時間乗っている時も、新幹線の座席でも。それだけで仙骨が立ち、姿勢が悪くならないので、気持ちがいいから。

姿勢が悪くなっている自分自身の身体のありようを気持ち悪いと感じるようになったのだから、身体感覚の鈍い私としては大進歩である。

脚の3点縛り用には、紐ではなくバックル付きベルトを使ってもいい。ベルトのほうが簡単に装着できるし。

8・7 平井氏考案の就寝用足板の威力

前述の平井氏の武術の師匠の長澤悦翁氏は、平井氏が中学2年生の時にお亡くなりになった。古武術を教えると同時に身体のことを教えてくださる方が亡くなってしまった。

さらに、平井氏に馬術や弓などを教えてくれた母方のおじい様も、いろいろな特殊技術を持っていたのに、「そのうちにできるようになる！」と言って、平井氏に教えないままにお亡くなりになった。

だから、平井氏は小学生の時から他流の奥伝《おうでん》・秘伝の書を読むようになっていた。そうなると、「脚の3か所を紐で縛るだけでは生ぬるい！」と思うようになった。

そうこうしているうちに、2018年に平井氏は、当時の日本カイロプラティック協会会長の荒木寛志氏から「足首・股関節の向きが眼球の向きを作るという文献がある」と教えてもらった。その文献とは、ピーター・グルンワルド著、片桐ユズル訳の『アイ・ボディ――脳と体にはたらく目の使い方』（誠信書房、2008）だった。足首の向きは大事なのだ。

それで、平井氏は、気功やヨガや禅の奥義《おうぎ》と同じで、寝ている時にも足の裏面を垂直に立てることの重要性を理解するようになった。そうすれば足首がまっすぐに上を向くから。それで平井氏は、L字型の板を考えついた。

ここの部分は、三橋とら著『おしえて平井先生! 強くなる奥義――姿勢・咀嚼嚥下・脳の呼吸・寝姿を正しほんとうの強さを得る』(平井幸祐監修、イラスト三橋とら担当、フィリップワークス株式会社、2020)から引用させていただく。

この本は絵本仕立てだ。もともとが子ども向けに書かれているので、非常にわかりやすい。この本は、平井氏が院長の「七星スパルタ鍼灸院」の販売サイト(http://sparta.base.shop/)から入手できる。2023年時点で改訂版1320円である。

「足の裏を立てて爪先《つまさき》を天井に向けて、足首にはL字型の板を挟む。そうすると足の裏は吸盤の様に成り足の裏から舌への『推進力』が起きる! これが出来《でき》ると立った時に重力をまっすぐに受けて土踏《つちふ》まずが持ち上がる。足の裏からのパワーが身体の中を通ってベロに集まる。そのベロが脳みそを持ち上げる! 内臓を引き揚げる! すると心地よい眠りが手に入るんだ!」(三橋とら著『おしえて平井先生! 強くなる奥義』23頁)

平井氏は、寝るときに膝上と膝下と足首の3か所を紐で縛るだけでなく、L字型の足板の垂直の部分に両の足の裏をぴったりと着けると、身体の捻れを解くばかりでなく、全身にパワーがみなぎり、起床の時にスッキリすると言う。

平井氏は両の足の裏をつける「L字型」の板を自分で考案制作した。30センチ四方の2枚の板を組み合わせ、角材をつけて、2箇所に一対ずつ、電動釘打ち機で張り合わせた。最初は、角材をつけず2枚の板を張り合わせただけだったが、角材を組み合わせたほうがいいとわかった。そのほうが安定していて耐久度も高い。

平井氏は、ホームセンターでいろいろな材質の板を買い込み、どのような材質が適しているか、いろいろ試作した。「桐《きり》」の板がもっとも適しているとわかった。桐だと足のあたりが柔らかい。かつ強度もあっていい。松や杉や檜《ひのき》や合板は良くなかった。タイルやコルクもダメであったそうだ。

この「L字型足版」を出張先にも持っていきたいという人たちの要望に応えて、平井氏は「折りたたみ式L字型足板」も作成した。

平井氏の監修や実験のもとに、奈良県宇陀《うだ》市のMASAO工房で制作された足板は、非常に優れている（販売サイトは本書の最後に紹介した）。使用者の足のサイズに合わせた高さで注文制作されている。角が丸く削られているので、足のあたりも柔らかい。足の裏を

Ｌ字型の就寝用足板

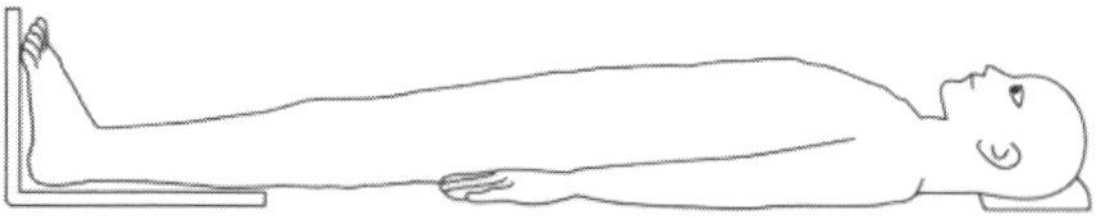

足首直角で右眼で右足親指、
左眼で左足親指を視る

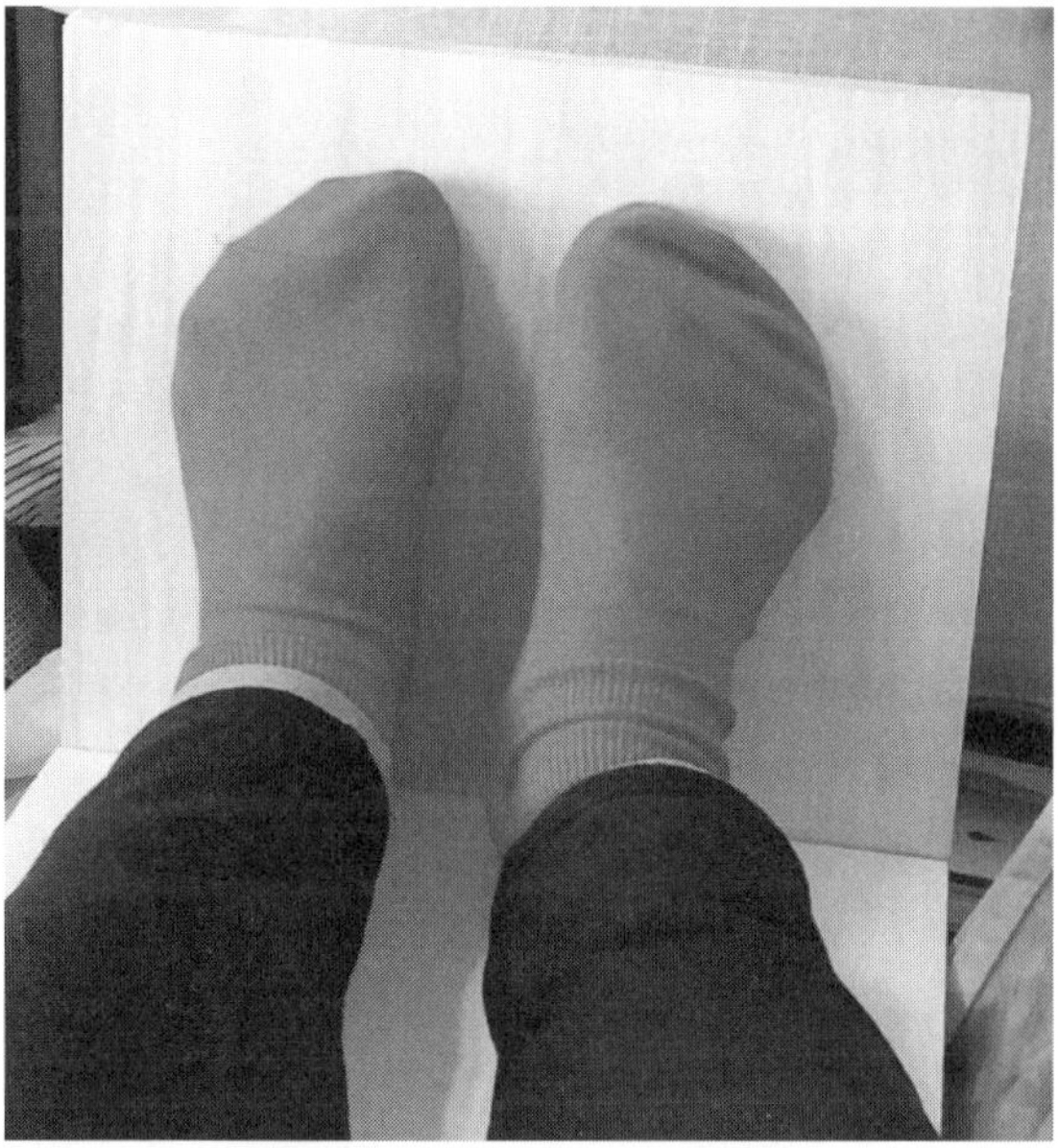

この写真は、両足が揃えられていないし、両脚もぴったりと揃えられていないので悪い例

角材付き足板・L字型足板の威力

【板だけ ＝ 魚類】

前にしか進まない

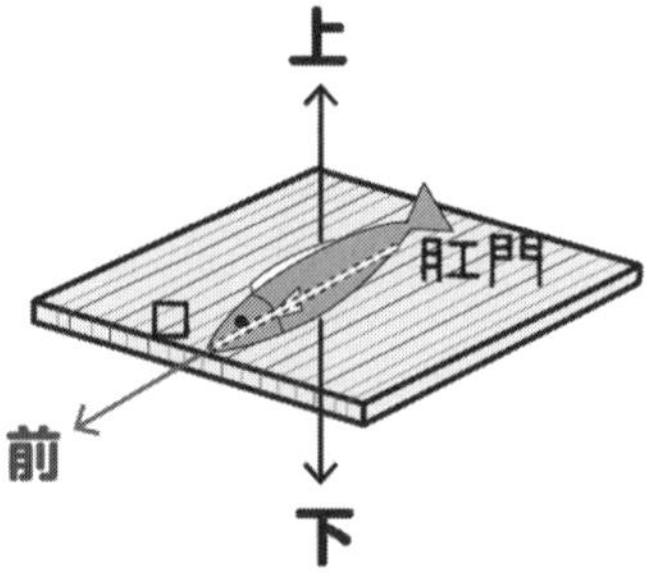

【角材付き足板とL字足板 ＝ 人間】

前後左右上下に動作可能

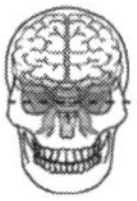

舌は体の中心を
地球に真っ直ぐ貫き、
脳を水平に保つ
（目と耳の穴のラインが水平）

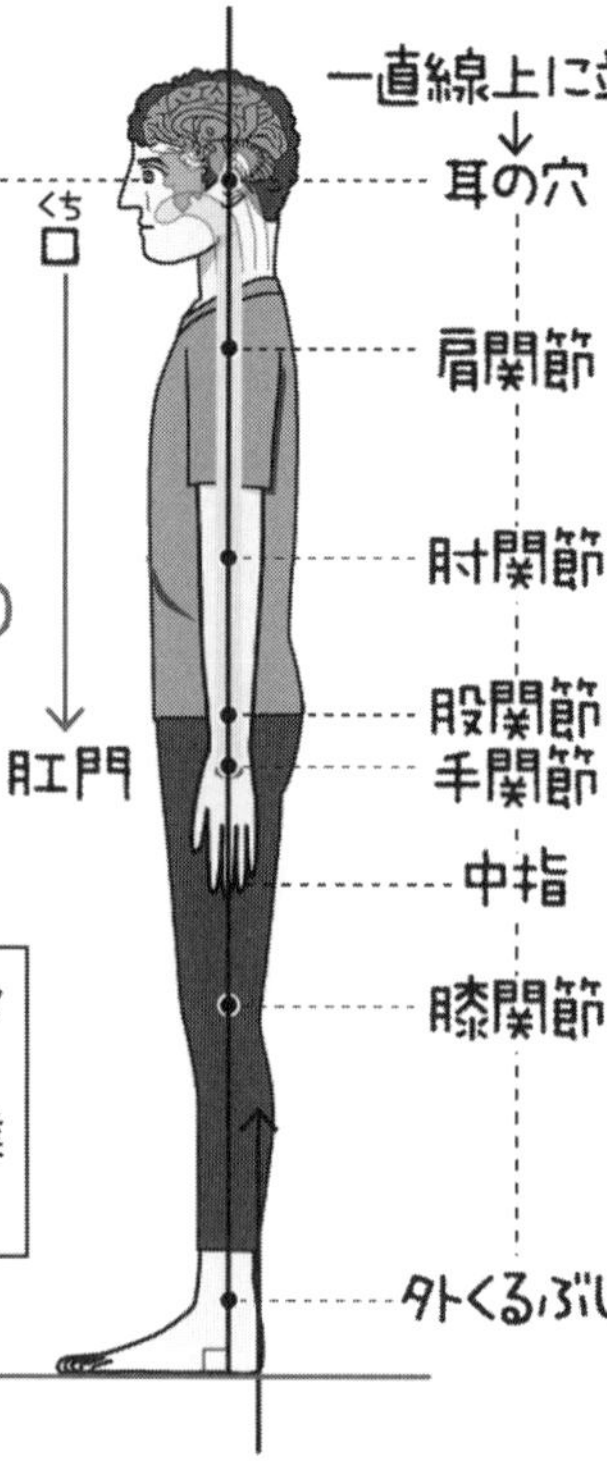

舌が脳を支え安定し手足の隅々
まで神経や栄養が行き渡り
思考、長距離移動、細かな作業
ができるようになり文化が発達

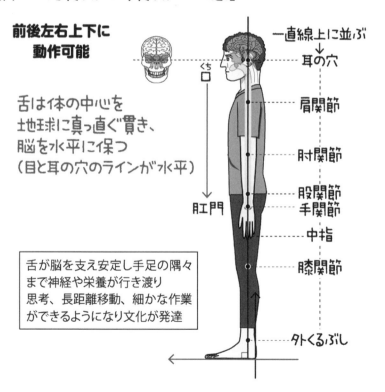

平井式・道具で簡単! 捻れ解き

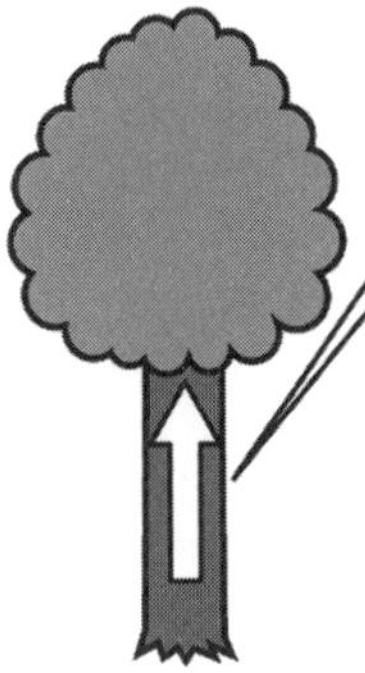

木の成長方向

体が木の目の向きを無意識に読み取って、
『地球に真っ直ぐ』を体に落とし込んでいく

木の目の向きを大切にして
角材付き足板、L字型足板を作る

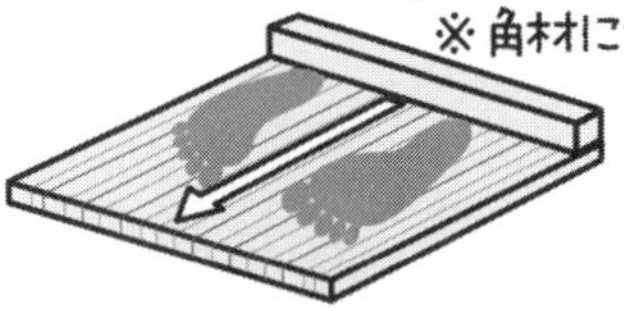

※角材にかかとをつける

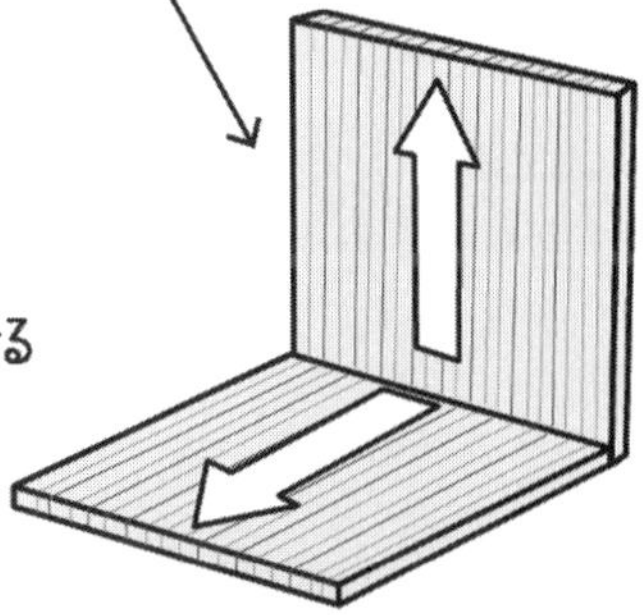

角材付き足板

足板がないときに比べ
変化の速さが **3〜4倍**

L字型足板

足板がないときに比べ
変化の速さが **4〜5倍**

立つ

座る (8.9 椅子の座り方 参照)

寝る

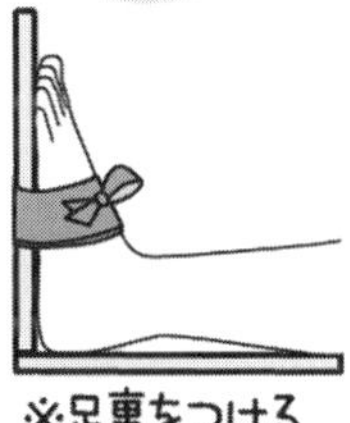

※足裏をつける

※足板を使うと体が真っ直ぐになり、
体の中から捻れ(過回転)が出ていきます。

垂直に立てることがしやすいように足止めゴムもついている。

私は元祖平井幸祐考案足板も使用したが、MASAO工房制作の足板のほうが具合がいいので、ずっと就寝時に使用している。垂直の部分に足の裏をぴったり着けて就寝すると、膝の裏も伸びる。O脚も是正される。私はかなりのO脚であったが、少しはましになりつつある。脚がまっすぐに伸びる感覚は気持ちがいい。

ところで私の身長は155センチである。なんとか脚をまっすぐにさせることによって身長157センチにするという野望をひそかに私は抱いている。いつでも夢を。夢を見るのは無料だ。

ただし、この足板と脚の3点縛りは効果的ではあるが、大人が実行する場合に一種の「好転反応」というものがあるかもしれない。その反応は人それぞれである。腹痛であったり頭痛であったり腰の痛みであったり。捻れた身体がまっすぐになろうとして、身体の他の部位に影響を与えるらしい。

私は、足板に両の足裏をぴたりと着けて、脚の3点縛りをして就寝すると書いたが、実は、目が覚めると、足板は蹴飛ばされて、脚を縛っているはずの紐はほどけているのが通常だ。

元祖平井幸祐考案足板

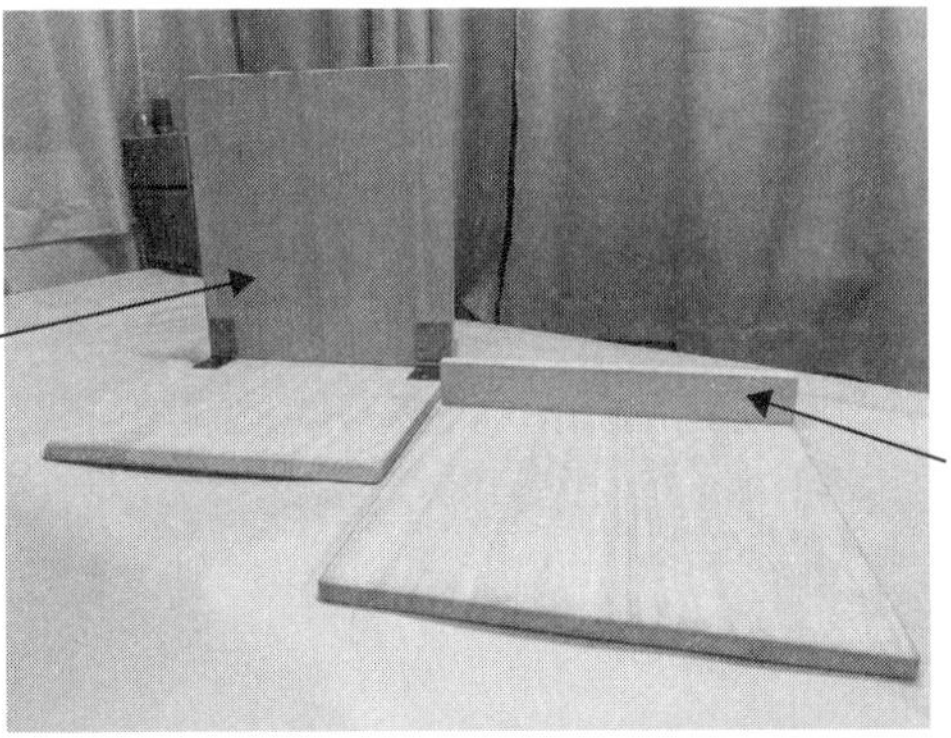

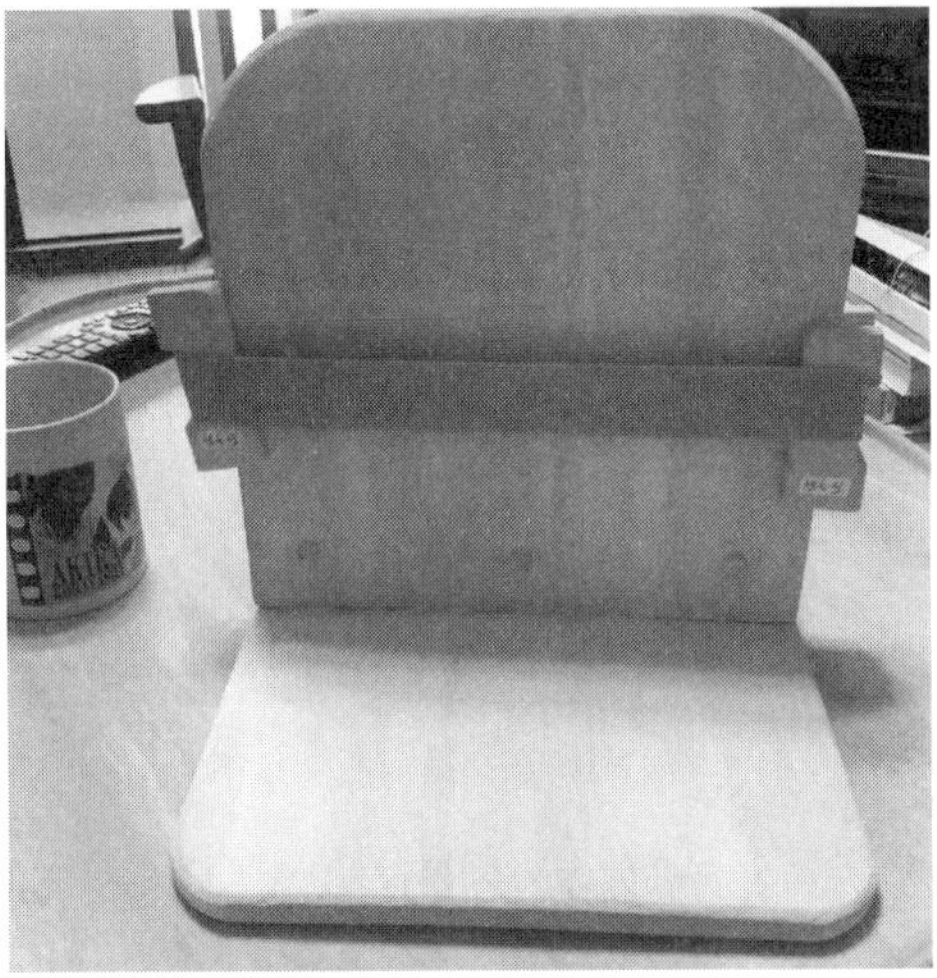

MASAO工房製作の
就寝用足板

どうも、私は仰向けにまっすぐ寝ているのが嫌になって、就寝中に無意識に紐をほどき、足板を蹴飛ばしているようだ。私の身体の捻れはまっすぐでいることに頑固にも抵抗している。

そんな時は、足板に足の裏をくっつけ、紐で脚を縛り直して、しばらくおとなしくしている。起床するまでの30分でも1時間でも、それなりの効果があるのが、この足板と脚の3点縛りだ。

起床した時に、右股関節の不調により床にぴたりとつくことがない右足の裏が床について、まっすぐに立っている感覚を得るのは嬉しい。まあ、しばらくすると元に戻ってしまうのだが。それでも、短い間だけでも両足の裏が床についているのは嬉しい。

8・8 腰掛け用足板

睡眠時に身体を捩《よじ》らずまっすぐ保つためのL字型足板だけでなく、さらに、平井氏は、椅子に腰掛けるときに使用する足板も作成した。これは出っ張っている部分に踵《かかと》を垂直にくっつける。椅子に腰掛ける姿勢も身体が捻れやすい。だから、膝上を紐で縛り、踵をで

MASAO工房製作の
腰掛け用足板

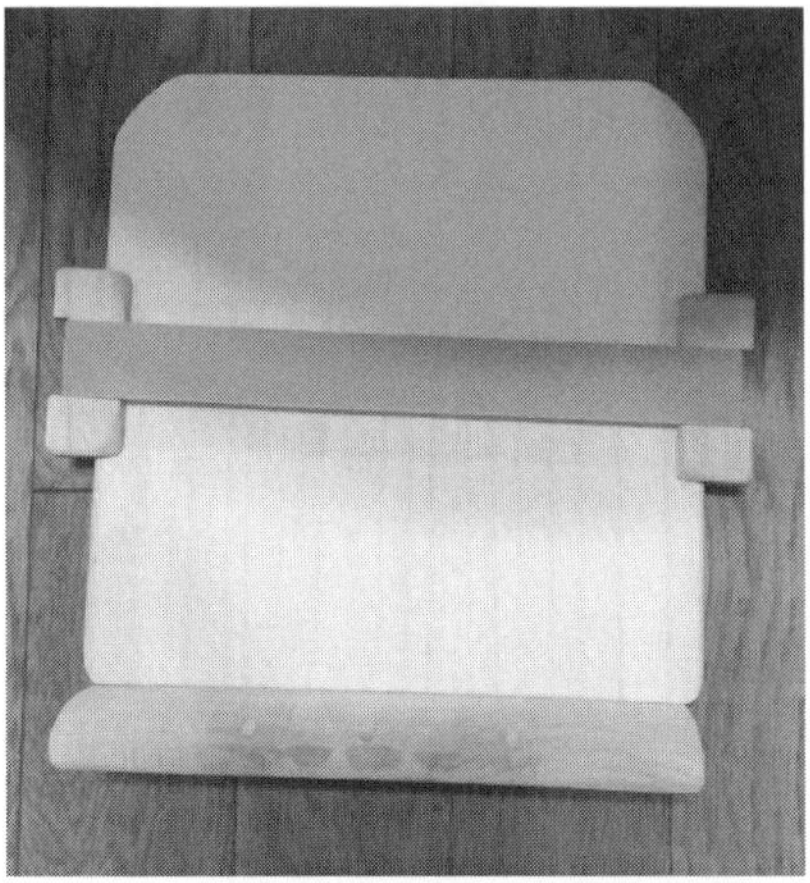

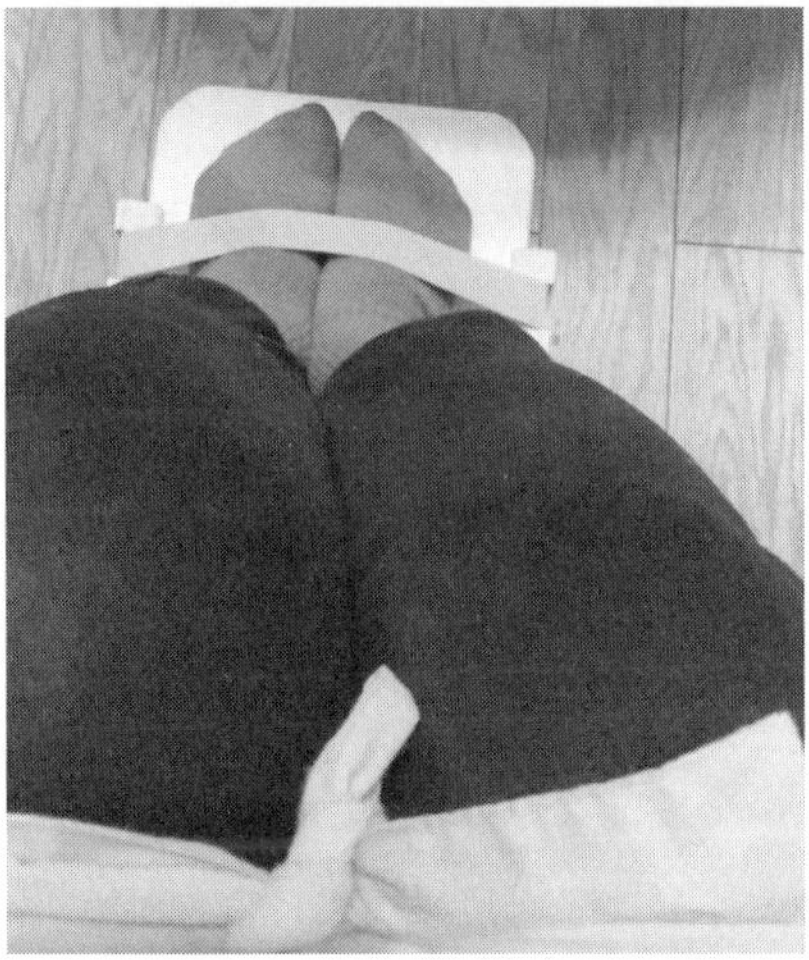

っぱりの部分にぴたりとつけて安定させるのだ。

前頁の写真の足留めゴムのついた腰掛け用足板は、平井氏が監修したMASAO工房制作の改良版腰掛け用足板である。私は、自分の足のサイズに合わせデスクの下に置きやすいように小さめに制作していただいた。踵をぴたりとつけるでっぱり部分は、踵をつけやすいように高くしてくださいと注文した。私のお気に入りの腰掛け用足板である。

デスクワークするときも、食事のときも、私が膝上を縛ることは前にも書いた。今は、その上に、デスクワークの時は、腰掛け用足板を椅子の前に置き、両足の踵を足板のでっぱりに垂直につけている。

効果を感じるかと問われれば、よくわからない。身体が前よりまっすぐになっているとか、捻れが解かれているかもわからない。しかし、股関節の不調で、デスクワークの後にはなかなか椅子から立ち上がれなかった私が、比較的スッと椅子から立ち上がることができるようになっている。

8・9　椅子の座り方

平井氏によると、「捻れていない身体」の椅子の座り方は、241ページの図のようになる。踵《かかと》は床面に直角で、腰から脚の角度は120度で、膝の裏は椅子から120度の角度である。

椅子に背中をもたれさせていては、そういう姿勢にはなれない。深く腰掛けるよりは、浅く腰掛けるほうが、「踵は床面に直角で、腰から脚の角度は120度で、膝の裏は椅子から120度の角度」はキープしやすい。

とはいえ、どうしても腰掛けるときに臀部《でんぶ》や太ももは、べたりと座面についてしまう。だから、平井氏は平井式椅子マットも作成した。このマットを使用すると、「まっすぐにしか腰掛けることができない」。

これらは商品化されて、平井氏が院長の「七星スパルタ鍼灸院」のウェブサイトで販売されている（https://sparta.base.shop/）。興味のある方は、チェックしてみてください。

脚を縛るのに適した紐やベルトなども販売されている。

平井氏によると、この椅子マットは、背中や腰に置いてもいい。寝るときに、このマットを敷いて、腰や背中をストレッチしてから、就寝するのもいい（敷いたまま眠るではない）。

また、うつ伏せになって、このマットで腰を伸ばすと、骨盤の恥骨関節の矯正になるそうだ。恥骨関節なんてどこにあるのか?

平井氏は、いつもいろいろ市販されている健康器具を試して、これがいい、あれがいいとクライアントに紹介するだけではなく、自分でも工夫して作ってしまう。

読者の方々にとっては、いくら身体の捻れが健康に悪いので、針金のハンガーを頭にかぶって頭部の捻れを解こうと言われても、捩《よじ》れ防止のために寝るときに紐で脚を縛り、足板に足裏を垂直につけて寝るのがいいと聞かされても、する気にはならないだろう。休息の就寝時には、そんなことを気にせずに、のんびりしたいだけだろう。

腰掛けるときも、「踵は床面に直角で、腰から脚の角度は120度で、膝の裏は椅子から120度の角度」なんてことに気をつけていられるか!と思う。

しかし、身体の捻れを解くには、こういう方法があると知っているだけでもいいのだ。まっすぐ、まっすぐと思っているだけでも、自分の姿勢に関する意識が違ってくる。

椅子に腰掛けている時でも、「踵は床面に直角で、腰から脚の角度は120度で、膝の裏は椅子から120度の角度」と厳密に気をつけることはしない。だいたいのところでいいのだ。それだけでも自分の姿勢の悪さに意識的になることができる。

「捩れていない身体」の椅子の座り方

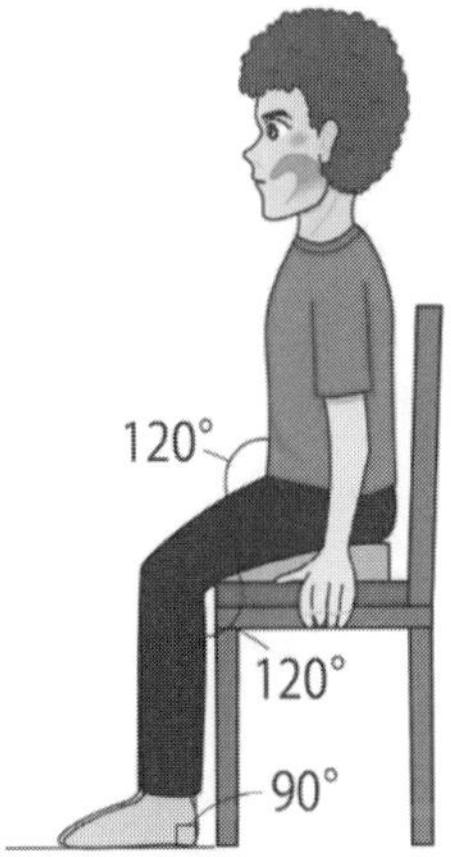

まっすぐにしか腰掛けられない
平井式椅子マット

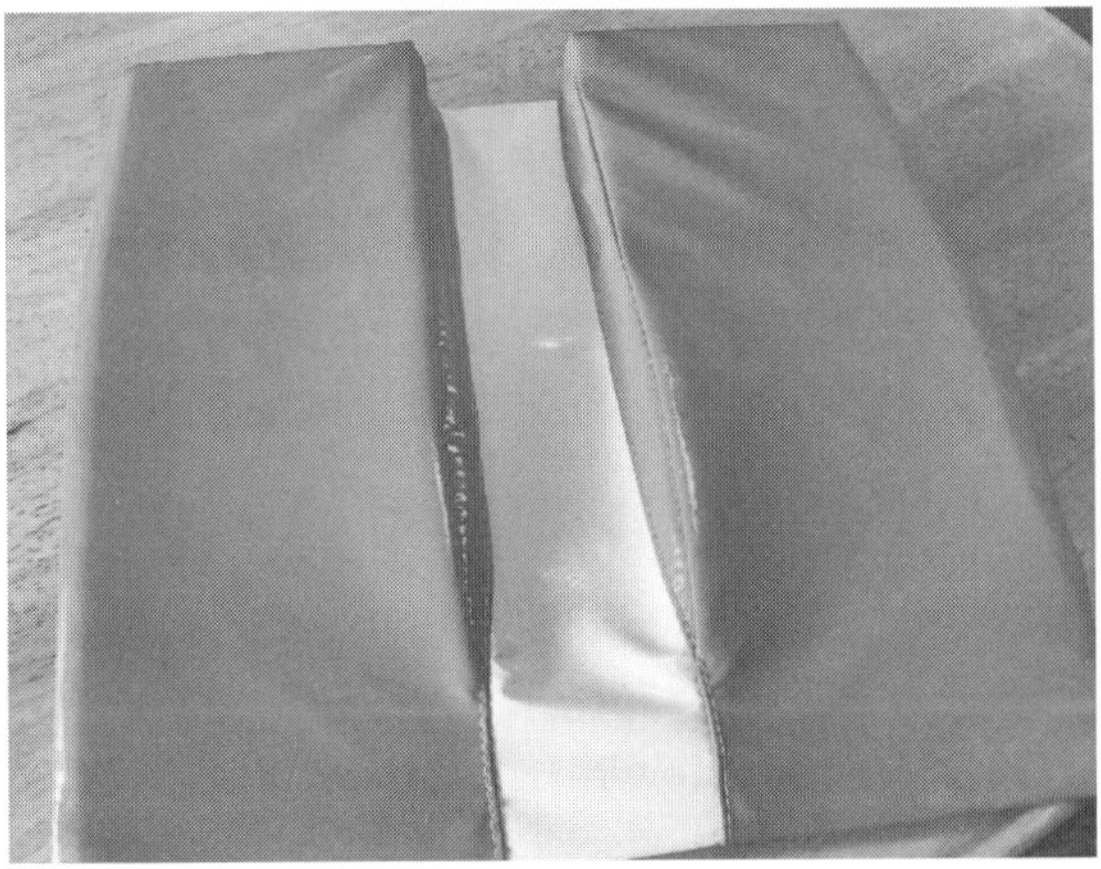

8・10 手板

平井メソッドでは、「手板《てい た》」というものも使用する。手の指が曲がっているということは、身体の捻れがあるということである。だから手指をまっすぐにする手板というものも、平井氏は作った。平井氏は手は心肺機能と直結しているので、肺や心臓が悪い時も有効だと感じているそうだ。

私の手の指は、病院に行って診断されたわけではないが、どうも「ヘバーデン結節」（手指の指先あたりの第1関節が変形し曲がる病気。第1関節の痛み、腫れ、皮膚の赤み、熱感、起床時の手指のこわばりなどの症状がある）らしい。両手の中指と人差し指の第1関節が曲がっている。いつ頃からこうなったのかは覚えていない。

「なんか西洋の魔法使いのおばあさんみたいな指だなあ」と、私は呑気に思っていた。しかし、身体が捻れているからこそ、手の指も曲がる。ということは脚の指も曲がっているのだろう。

平井氏発案の手板を手に装着すると、手や手指がスッキリする感じがある。人によって

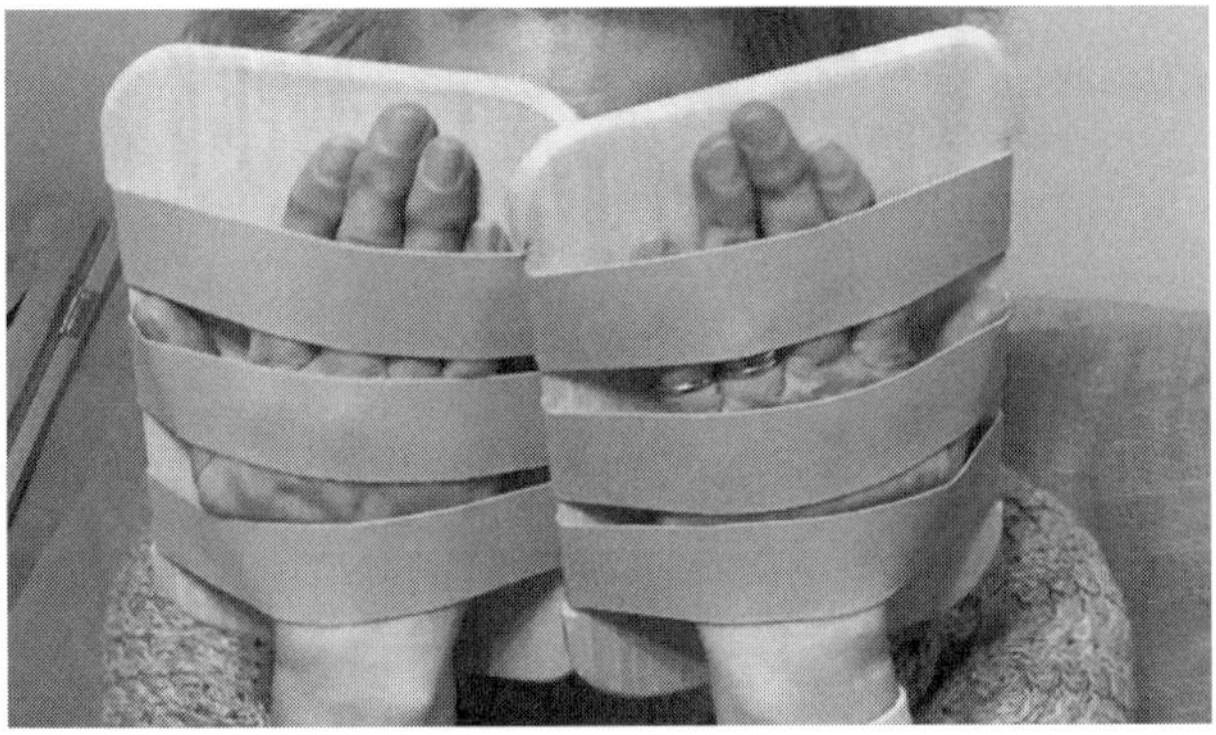

平井氏発案の手板

は手板をして就寝するらしい。起床時には腕の力も抜けて気持ちがいいそうである。手板は、肩が痛くなった時や、スマホやパソコンの使い過ぎの時にはめるといいそうである。この手板についてでは、私はまだまだ十分に活用できていない。

この手板も、足板と同じく、奈良県宇陀市のＭＡＳＡＯ工房で販売している。ベルトが調節できるものも販売されている。

さて、これで終わりだ。「平井メソッド体験記」という形式で、２０２４年４月時点で私が平井メソッドについて知っていることはすべて書いた。

ほんとうは、平井メソッドの内容は、私が体験したり見聞きしたことより、もっと奥が深いし多岐に渡る。また、その知見や洞察は日々更新されている。

それでも、内容については、平井幸祐氏や秋保良子氏に、原稿を読んでいただき、監修していただいたので、私自身の理解の浅さという問題はあるにせよ、とんでもない思い違いや誤解はないはずだ。

いずれは、平井メソッドに関する本格的な研究書が、平井氏ご自身や医療分野の研究者によって書かれるだろう。その日が来るまで、本書が平井メソッドに関心を持ち、実践しようと思う読者の（とりあえずの）入門書となり手引きとなれば、著者としては嬉しい。

読者の中には、平井メソッド紹介本ならば、メソッドの簡潔な紹介だけすればいいのであって、もっと医学的説明が欲しいのであって、おまえの体験とかおしゃべりなどは読む必要はないと思う方もいるかもしれない。

しかし、医療分野に素人の私は、自分の体験や実感しか書けない。自分が前から知っていることと連関させないと理解できない。その点は、了解していただきたい。

本書が、平井メソッドに触れ、生活や人生の質を向上させ、地球上で生きることを楽しみ味わうことができる人々が少しでも増えることに寄与できますように。

あとがき

まさか、自分が健康法に関する本を書くことになるとは思いもしなかった。おかげで大いに勉強になった。物事の見方が大きく変わった。

平井さんや秋保さんを通じて、さまざまな整体師さんや鍼灸師さんや、心と身体の関係を考えるセラピストさんたちにお会いできたことも面白かった。その体験は私の狭い視野を大いに広げてくれた。

私は面倒くさがりで、人間関係を広げることには消極的である。だから、異業種の方々との交流もしたことはなかったが、世の中は、実にいろいろな方々によって支えられているのだなと、あたりまえのことに気がついた。

私は妊娠したこともなく、子どももいないので、産婦人科や小児科に行ったこともない。だから、妊婦さんのこと、胎児のこと、授乳のこと、乳幼児のことについて、言語道断なほどに無知だった。

本書を書くために、取材と称して、平井さんや秋保さんが主宰するセミナーや施術会に参加し、助産師さんのお話をうかがったり、乳幼児と接したり、その養育者の方々（主にお母さん方）とお話ししたりしたことも、私にとっては新鮮な体験だった。

このようなことがすべて、本だけ読んできたような私の狭い生活の殻を破ってくれた。本書を書くということは、私にとっては決して容易なことではなかったが、意義の大きいことだった。

本書の第1章のために平井メソッド体験を語ってくださった青木レイノさん、岩元星龍さん、井出万紀子さん、和田貴美恵さん、中嶋朋美さんに感謝いたします。

お名前をすべて挙げることはしませんが、本書の中で言及させていただいた、整体師の方々や歯科医の方々に感謝いたします。

また、本書にあるイラストや、表紙のイラストの作成者のさがわかすみさんに感謝いたします。さがわさんは、平井さんや秋保さんと相談を重ねながら、平井メソッドを理解するための図を描いてくださいました。注文の多さに応えてくださり、ありがとうございました。

装幀については、また大谷昌稔《まさとし》さんにお願いいたしました。大谷さんには、アイン・ランドの小説の拙訳『水源』（ビジネス社、２００４年）や、私が編著者を務めた文学研究の論集や、『ニーチェのふんどし　いい子ぶりっこの超偽善社会に備える』（秀和システム、２０２３年）を含む単著５冊の装幀など、２００４年以来ずっとお世話になっております。ありがとうございます。

最後に、本書の出版にあたり、数々のご助言をくださり、ご尽力いただいた秀和システムの編集者小笠原豊樹さんにお礼を申し上げます。小笠原さんには、拙著『ニーチェのふんどし』のときにも、随分とお世話になりました。なのに、またもや厚かましく本書の原稿を送りつけて「読んでください！」と強引にもお願いさせていただきました。ご迷惑をおかけいたしました。ありがとうございました。

２０２４年５月

藤森かよこ

参考引用文献（初出順）

第3章

大野粛英、その他4名『舌のトレーニング』わかば出版、2003年
今井一彰『免疫を高めて病気を治す口の体操「あいうべ」――リウマチ、アトピー、潰瘍性大腸炎にも効いた！』マキノ出版、2008年
宗廣素徳『舌は下ではなく上に――〝舌の吸盤化〟であなたの脳力・人生が開花する！』文芸社、2011年
宗廣素徳『いい姿勢、きれいな歯並び、健康への秘訣――口の状態と姿勢との関係』2010年3月30日にAmazonキンドルで出版した英語学術論文の日本語版、2012年
山下久明『背すじは伸ばすな！――姿勢・健康・美容の常識を覆す』光文社、2014年
山下久明『美容に健康に効果絶大ゼツダイエット』電子ブック、にしきデンタルオフィス、2014年
平野浩彦『フレイルの専門家が教える 舌を鍛えると長生きできる！』PHP研究所、2018年
篠原さなえ『声がよくなる「舌力」のつくり方――声のプロが教える正しい「舌の強化法」』講談社、2018年
安藤正之『人は口から死んでいく』自由国民社、2018年

菊谷武『あなたの老いは舌から始まる ―― 今日からできる口の中のケアのすべて』NHK出版、2018年
今井一彰『免疫力を上げ自律神経を整える舌《べろ》トレ』かんき出版、2019年
安藤正之『原因不明の体の不調は「舌ストレス」だった ―― 咬み合わせ治療の名医が語る「舌」と「歯」と「健康」』かさひの文庫、2019年
古舘健『口がきれいだと健康で長生きできる ―― 万病・突然死を遠ざける近道』KADOKAWA、2019年
堀田修『自律神経を整えたいなら上咽頭を鍛えなさい』世界文化社、2020年
江口康久万『健康のすべては「歯」と「口」から始まる』扶桑社、2020年
落合邦康『人は口から老い口で逝く ―― 認知症も肺炎も口腔から』日本プラニングセンター、2021年
森昭『口の中から甦れ!』日本橋出版、2021年
元島道信『舌圧トレーニングで免疫力が上がる! 健康になる!』主婦の友社、2021年
石塚ひろみ『舌はがし健康法 ―― 姿勢・呼吸・睡眠は「舌の位置」で劇的に変わる』晶文社、2022年
「舌剝がしで呼吸、発語、摂食嚥下、姿勢を整える」『アポロニア21』2017年11月号、日本歯科新聞社、2017年

中村天風『運命を拓く』講談社文庫、１９９８年
中村天風『幸福なる人生――中村天風「心身統一法」講演録』ＰＨＰ研究所、２０１１年

第6章

山本健人『すばらしい人体――あなたの体をめぐる知的冒険』ダイヤモンド社、２０２１年
安保徹『安保徹のやさしい解体新書――免疫学からわかる病気の仕組みと謎』実業之日本社、２０１４年

第7章

西原克成『健康は「呼吸」で決まる――口呼吸が病気をつくり鼻呼吸が病気を治す』実業之日本社、１９９８年
西原克成『これだけで病気にならない――「顔と口の医学」』祥伝社新書、２００７年
Masahiro Sano, Sayaka Sano, Noriyuki Oka, Kayoko Yoshino and Toshinori Kato. "Increased oxygen load in the prefrontal cortex from mouth breathing: a vector-based near-infrared spectroscopy study" in Neuroreport, 2013 Dec 4; 24(17) : 935-40.

第8章

荻野剛志監修『人体の不思議』日本文芸社、２０２０年

藤森かよこ『馬鹿ブス貧乏で生きるしかないあなたに愛をこめて書いたので読んでください。』KKベストセラーズ、2019年
礒谷圭秀『ひとりでできる礒谷療法――理にかなった整体』たにぐち書店、2003年
小関勲『ヒモ一本のカラダ革命 健康体を手に入れる！ヒモトレ』日貿出版社、2014年初版・2016年新装改訂版
佐藤未知、松江里佳、橋本悠希、梶本裕之「ハンガー反射――頭部圧迫による頭部回旋反応の条件特定と再現」『日本バーチャルリアリティ学会論文誌』19巻2号、2014年
ピーター・グルンワルド著、片桐ユズル訳『アイ・ボディ――脳と体にはたらく目の使い方』誠信書房、2008年
三橋とら『おしえて平井先生！強くなる奥義――姿勢・咀嚼嚥下・脳の呼吸・寝姿』平井幸祐監修、イラスト三橋とら担当、フィリップワークス株式会社、2020年（市販はされていない）

舌はがし施術を受けることができる施設（順不同 2024年4月現在）

オウル歯科　院長　石塚ひろみ
〒340-0041 埼玉県草加市松原2-4-21
TEL 048-941-9711

医）高安会　高畠歯科クリニック　理事長　安日 純
〒999-2178 山形県東置賜郡高畠町上平柳2099-2
TEL 023-858-0814

ふじ子歯科クリニック　院長　泊 富士子
〒176-0014 練馬区豊玉南3-29-14
TEL 03-5984-2333

鳥居歯科医院
〒225-0022 神奈川県横浜市青葉区黒須田32-5 あざみ野コートヒルズ
TEL 045-973-8211

青山高橋矯正歯科医院
〒107-0062 東京都港区南青山4-6-2

TEL ０３‐３４０１‐３６６３
https://aoyama-kyousei.com

太田歯科医院
〒７０１‐４２３４ 岡山県瀬戸内市邑久町大富７４１
https://ota-dental.com

ますだ歯科医院（医療法人ハートフル会）
〒６８０‐０９２１ 鳥取県鳥取市古海６５４‐２
TEL ０８５７‐３９‐４８８８

こはま歯科医院　院長　小濱裕幸
〒６８０‐０８７２ 鳥取県鳥取市宮長３‐３
TEL ０８５７‐５３‐１９５６

楠原デンタルクリニック
〒６３０‐８２２４ 奈良県奈良市角振町13‐１
TEL ０７４２‐２２‐４１６８

七星スパルタ鍼灸院　院長　平井幸祐
〒812-0017 福岡県福岡市博多区美野島1-17-8-201
https://nanahoshi.jp

七星スパルタ整体院　院長　岩元星龍
〒153-0063 東京都目黒区目黒1-5-19 目黒第一ビル607
@nanahoshi.2023

七星スパルタ整体院 名古屋店　院長　青木レイノ
〒460-0011 愛知県名古屋市中区大須1丁目34-6 WELL BEING大須601
nanahoshi2024@gmail.com
@nanahoshi_reino

あきほ鍼灸院　院長　秋保良子
大阪府柏原市
TEL 090-9873-2592
akihoq@gmail.com

おかざき治療院　院長　岡崎友彦
〒532-0005 大阪府大阪市淀川区三国本町3-8-16
https://ok-zk.com

エミュあすみが丘&錦糸町　院長　大塚洋子
〒267-0066 千葉県千葉市緑区あすみが丘2-35-2-202
〒130-0013 東京都墨田区錦糸3-7-11-305
TEL 090-1558-9403

salon de beauteous
〒171-0021 東京都豊島区西池袋
muse.beauteous@gmail.com

moon_room_Laini　代表　山口ひろみ
〒066-0065 北海道千歳市春日町1-1-16 Casa Mila 1
https://www.instagram.com

月と樹　代表　三樹菜緒子
〒419-0122 静岡県田方郡函南町上沢951-73

https://tsukitoki.com

ブルーロータス　代表　山田ちあき
〒419-0101 静岡県田方郡函南町桑原1073-56
TEL 090-5606-6882
https://bluelotus-salon.com

サロン等心体（女性専門）
〒441-3141 愛知県豊橋市大岩町北山
mutahitomi1031130@gmail.com

整復サロンTSUNAGI　院長　齋藤彰裕　薔薇先生
〒541-0056 大阪市中央区久太郎町2-4-16 創空KYUTARO804
salon.tsunagi@gmail.com

健康トレーニング整体・セルフケアサロン　代表　井出万紀子
大阪府富田林市
TEL 090-5644-3328

トトモニのりぷ　代表　坂井法子
〒６３３-０３１７ 奈良県宇陀市室生三本松９１８-２
@1010MONINORIPU

みんなよくなるannaotete（おうちサロン／オンラインサロン／習字教室）　代表　保田杏奈
〒６３９-３１０２ 奈良県吉野郡吉野町
@anna.o.tete

プライベートサロンcrystal
〒７１０-００１６ 岡山県倉敷市中庄
https://www.instagram.com

虹の郷ここから庵（プライベートサロン）
〒７６０-００７１ 香川県高松市藤塚町３丁目
https://lin.ee/1Rg34PE

スパルタフェムケアサロンPatatiPatata　代表　三田靖子
〒７３１-０１４４ 広島県広島市安佐南区高取北
@bihorumon

レディースはり灸　陽和の樹（ひよりのき）　院長　丸林里江
〒816-0802 福岡県春日市春日原北町2-13-1 ロイヤルハイツ春日503
TEL 092-586-5837
https://www.hiyorinoki.com

BLISSTERISE1　代表　安倍美里
〒880-0014 宮崎県宮崎市鶴島3丁目72-1
https://www.instagram.com/misato.bicho

ひだまり保育園
〒736-0083 広島県広島市安芸区矢野東6-8-30
TEL 082-888-6221
https://hidamarihoikuen.amebaownd.com

minawo relaxation　代表　長坂美菜子
〒441-1364 愛知県新城市沖野19-3
http://www.minaworelaxation.com

東京都内往診　鍼灸整体　福嶋晋也
https://www.instagram.com/shinya_fukushima_

安藤・トータル・プロポーション・クリニーク
〒337-0051 埼玉県さいたま市見沼区東大宮4-2-8 鈴木ビル3階
TEL 048-668-4510
https://beauty.hotpepper.jp/kr/slnH000037560

midorisalon 木更津　代表　大木裕美
〒292-0041 千葉県木更津市清見台東3-26-14
https://midorisalon.hp.peraichi.com

こもの鍼灸院 栄
〒460-0002 愛知県名古屋市中区丸の内3-6-17 グリーンポートビル8F
https://nagoya-biyouhari.com

エステサロンSIBELLES シベル　代表　光武摩紀
〒830-0027 福岡県久留米市長門石3-6-33
TEL 0942-34-2318

https://sibelles-salon.com

おてらサロンままね（つむじあげヘッドスパ＆カット）　代表　天根真奈美
〒633-2151 奈良県宇陀市大東45 報恩寺内
TEL 070-4427-2146

Beauty Space Mitsutake（捻れとりカット）　代表　光武章子
〒830-0027 福岡県久留米市長門石3-6-33
TEL 0942-34-2318
TEL 090-8414-2447

AMC治療院　院長　清水勝行
〒315-0017 茨城県石岡市若宮1-5-10
TEL 0299-22-5900

琴都みちるセッションルーム
〒543-0002 大阪府大阪市天王寺区上汐3-6-31-303
https://michiru-koto.com

Restore Space 幸　代表　伊藤美幸
〒604-8142 京都府京都市中京区西魚屋町607 FORUM四条烏丸403
https://restorespace-sachi.com

Salon de Bi-en être　代表　梨木沙也佳
18 chemin des amandiers
Cagnes-sur-mer　France

holistic助産院MOON LODGE　院長　和田貴美恵
〒441-3146　愛知県豊橋市大岩町字北山61-329
TEL 080-3650-7284
（妊婦さんと赤ちゃんのみ施術します）

平井メソッド抱っこ紐制作販売　動画&オンラインのレッスン　川上美恵（薬剤師）
https://lit.link/ZetsuTheFullest

足板、手板制作販売（平井幸祐監修）　MASAO工房
奈良県宇陀市
BASEショップ https://masaokobou.base.shop

■著者プロフィール

藤森かよこ（ふじもり かよこ）

福山市立大学名誉教授。1953年愛知県名古屋市生まれ。南山大学大学院文学研究科英米文学専攻博士課程満期退学。元祖リバータリアン（超個人主義的自由主義者）のアメリカの国民作家であり思想家のアイン・ランド研究の第一人者。アイン・ランドの大ベストセラー『水源』『利己主義という気概』（いずれもビジネス社）を翻訳刊行した。著書に『馬鹿ブス貧乏で生きるしかないあなたに愛をこめて書いたので読んでください。』『馬鹿ブス貧乏な私たちを待つろくでもない近未来を迎え撃つために書いたので読んでください。』『馬鹿ブス貧乏な私たちが生きる新世界無秩序の愛と性』（以上、KKベストセラーズ）、『優しいあなたが不幸になりやすいのは世界が悪いのではなく自業自得なのだよ』（大和出版）、『ニーチェのふんどしいい子ぶりっ子の超偽善社会に備える』（秀和システム）がある。

■監修者プロフィール

平井幸祐（ひらい こうすけ）

1970年博多生まれ。5歳で双真道合気柔術 柔真館 入門。陸上自衛隊少年工科学校卒業。応用化学専攻 不発弾処理・鍛造溶接・装輪整備課程で自動車工学を学ぶ。1990年から2020年まで予備・即応予備自衛官を務める。鍼灸整体師。耳ツボ講師。舌はがし創始者。黒田藩傳武田流合気之術宗家。古武術の秘伝書や馬術から舌の重要性を感じ、吸啜反射（哺乳の始まり）から始まる舌の「推進力」を基礎とした構造医学として舌を研究中。

秋保良子（あきほ りょうこ）

1977年生まれ。京都生まれ大阪育ち。大阪府柏原市在住。鍼灸師。あきほ鍼灸院院長。大阪教育大学卒業後は菓子メーカーで商品開発と品質管理を担当。退職後に鍼灸を学ぶ。結婚前から平井メソッドを知り、一児を養育しながら、平井メソッド啓蒙活動や身体研究をしている。

舌《した》はがしから始《はじ》める
平井《ひらい》メソッド健康革命《けんこうかくめい》
身体《からだ》の捻《ねじ》れを解《と》き、舌《した》が上《あ》がれば、
生命力《せいめいりょく》も、健康寿命《けんこうじゅみょう》もup《アップ》する！

発行日　2024年 7月16日　第1版第1刷

著　者　藤森《ふじもり》　かよこ
監修者　平井《ひらい》　幸祐《こうすけ》／秋保《あきほ》　良子《りょうこ》

発行者　斉藤　和邦
発行所　株式会社　秀和システム
〒135-0016
東京都江東区東陽2-4-2　新宮ビル2F
Tel 03-6264-3105（販売）Fax 03-6264-3094
印刷所　三松堂印刷株式会社　Printed in Japan

ISBN978-4-7980-7263-0 C0077